久常節子 編

看護とはどんな仕事か

7人のトップ・ランナーたち

keiso shobo

はしがき

この本は、看護学を学び、看護を職業とすると、どのような人生に挑戦できるか、そこでは、どのような満足感、充実感を味わうことができるかについて、七人の看護者の体験から紹介している。

中学生が就きたい職業の上位に看護という仕事が位置づけられているように、看護はよく知られた仕事であり、歴史的にも古くから存在する。しかし、そのあこがれの大部分は、白衣という姿であったり、苦しむ患者に優しい手をさしのべるといったイメージである。

この本は、そんなイメージを脱し、自分なりの看護像を求め始めた学生や、看護は学ぶに値する仕事なのか知りたいと思っている人のためにつくられた。

本書に登場する七人の方々は、編者が大学で担当する看護入門IIの授業で話題提供していただいた講師のほんの一部である。この授業は、いわゆる看護原論とか看護総論とは違い、すでに看護者として様々な領域で活躍している方々から、直接、なぜその仕事をしたいと思ったのか、日々の活動内容、その仕事から見えてきたことなどを語ってもらうという形式をとっている。

学生は、その話を素材として仲間と疑問に思ったことや共感したこと、もっと深めたいことなどを話し合い、そして、それを当事者にぶつける。そしてさらに深く、看護や看護者を理解する。そんなやりとりの中から、学生は、講師の働く場の多様さに看護が活かせる場の広さを知り、看護の奥深さを知る。また、実践者の話を聞くことで、自分はどんな看護者になりたいのか、といった具体的イメージがわき、学びのモチベーションとなってもいるようである。

紙面の制約もあり、本書ではなるべく多様な活動を活写できるよう、病院内での活動から地域で活躍する保健師の活動、海外で看護教育やそのシステム作りを支援する活動、会社をおこし看護をサービスとして提供する仕事などを収録した。また看護のパートナーである医師の仕事と看護の仕事は何が違うかも理解してほしいとの観点から、第1章の「意識障害を回復させる看護の力」を具体例に位置づけ、第7章の「なぜ看護を選んだか」で元医学研究者だった筆者が、看護を学び看護職として活躍している例も盛り込んだ。

この本が読者のみなさんのもつ看護のイメージを豊かにふくらませ、働く場の多様さを知り、看護を学びはじめる動機やきっかけになれば、編者としてこれにまさる喜びはない。

二〇〇四年三月

久常節子

『看護とはどんな仕事か』◆目　次

はしがき　久常節子　i

1【看護技術の最前線】
意識障害を回復させる看護の力　筑波大学・紙屋克子　3

2【専門看護師】
がん看護専門看護師の仕事とは　横浜市立市民病院・小迫富美恵　23

3【開業ナースの実践活動】
看護を買ってもらうということ　在宅看護研究センター・村松静子　35

4【開業助産師】
家族出産から生まれる支えあうコミュニティ　あゆみ助産院・左古かず子　49

5【保健師】
現実を変えていける保健師の実践とは　兵庫県立大学看護学部・井伊久美子　67

6【国際看護技術協力】
異文化を知ることで看護が見える――89
ＪＩＣＡ派遣専門家・小川正子

7【医師から看護職へ】
なぜ看護を選んだか――107
名古屋大学・山内豊明

8【あとがきにかえて】
看護政策の決定過程――129
慶應義塾大学・久常節子

＊肩書・所属は二〇〇四年当時のものです。

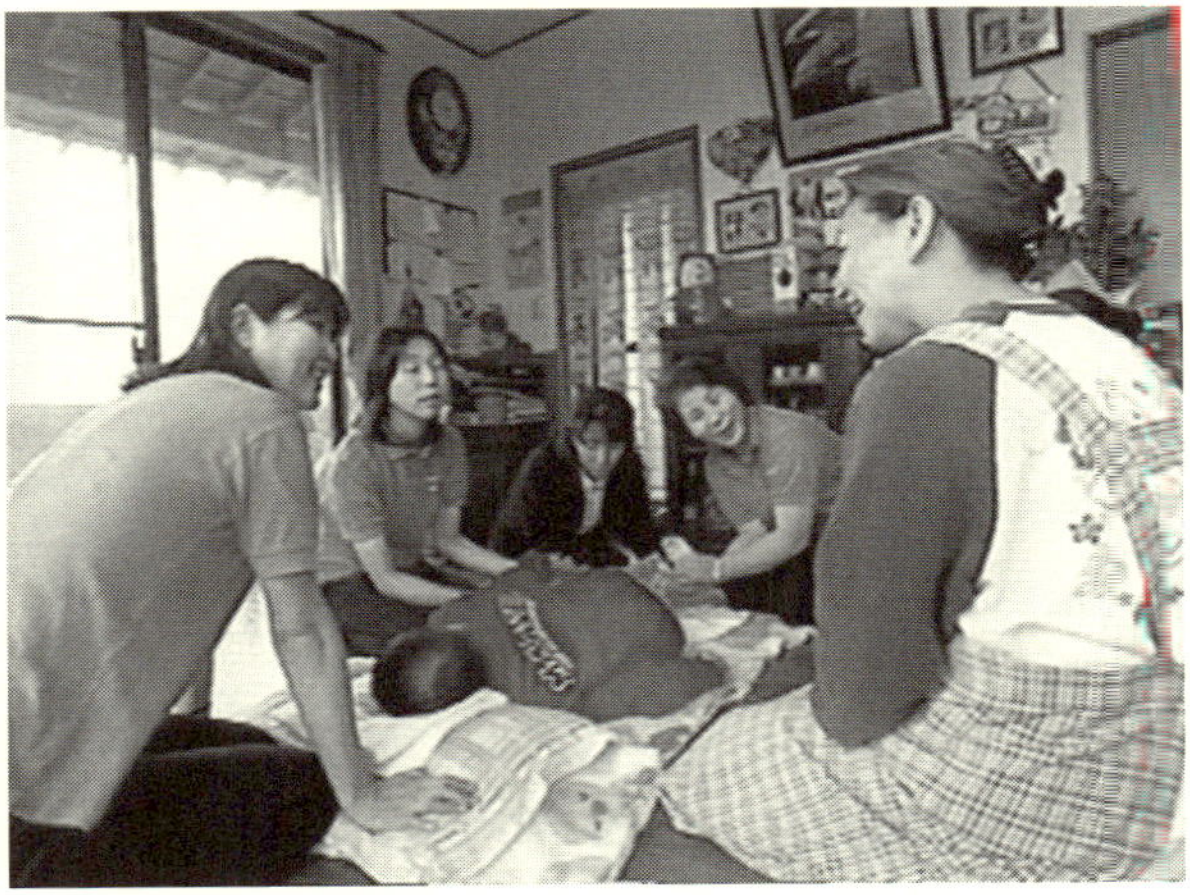

紙屋さん（写真右から２人め）は、日本人の生活と文化を基盤に、看護の本質である「生活の支援」とそれを具体化する技術を開発、確立している第一人者である。

私はいつも、看護の最初の授業を紙屋さんにお願いする。彼女の話は、看護とは何かをイメージしてもらうに最適であるだけでなく、これから看護を学ぶ学生に、看護の真価と誇りを感じさせてくれる。だから、やはりこの本でも最初に登場してもらうことにした。

【看護技術の最前線】

1　意識障害を回復させる看護の力

筑波大学　紙屋克子

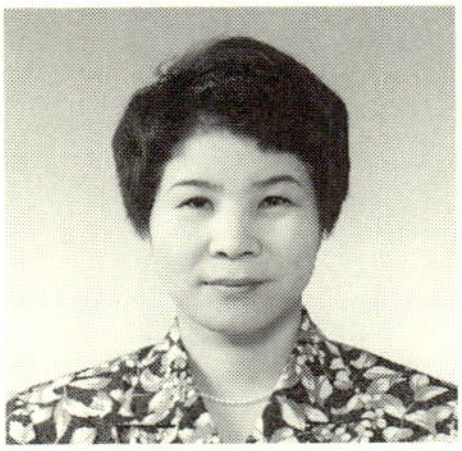

かみや・かつこ　一九四六年生。六八年北海道大学医学部附属看護学校卒業後、北海道大学医学部附属病院で臨床看護師として一一年間勤務。八〇年北星学園大学社会福祉学科入学、八四年同大学卒業と同時に札幌麻生《あさぶ》脳神経外科病院開設準備に携わる。八五年同病院看護部長となる。一貫して意識障害患者の看護に取り組み、九二年NHKスペシャル『あなたの声が聴きたい』でその活動が紹介される。九五年第二七回吉川英治文化賞受賞。同年札幌麻生脳神経外科病院副院長に就任。現在、静岡県立大学大学院看護学研究科教授、筑波大学名誉教授。

「看護とは何か」という疑問からの出発

近代医療を行っている国の看護師たちの中に、「これが本当にプロの仕事だろうか。専門の学校で、あるいは大学で看護を学び、国家試験に合格した私たちが、このような仕事をしていてよいのだろうか？」と不安や疑問を感じている人たちが増えていると言われています。

「これ」とは何を指しているのでしょう。実は看護の第一義の機能である「生活支援」のことを指しているのです。医療が発達し、一人の患者さんのベッドサイドに、五台から六台もの複雑な機械がならび、生命を維持しています。プリントアウトされたデータが、直接ナース・ステーションに飛び込んでくる状況があります。確かにそういう環境の中で仕事をしていると、食べられない患者さんの口元に食事をはこび、歩けない患者さんに肩を貸してトイレに誘導し、お風呂に入れない患者さんの身体を拭いて清潔を保つ、といった日々の看護活動に対して、専門性を見い出してゆくことは難しいことかもしれません。このような状況のもとで、生活の援助、特に具体的なケア活動に疑問や不安を持ちながら、仕事をしている看護師たちがいるというのです。実際、知識人といわれる人の中にも、ケアについては「子育てを経験した女性なら、数週間も講習を受ければヘルパーくらいできるだろう」などと、見当はずれなことを言う方々が少なからずいるわけです。

なぜ、このようなことを言う人がいるのでしょう。それは、看護の仕事を漠然と、あるいは漫然と見ていると、家事や育児の延長線上にあるような仕事に見えてしまうようなのです。何よりも、私たち自身が日常くり返し行っていること——朝起きて顔を洗い、食事をし、お風呂に入る——こうしたことが病気や障害、加齢によって自分でできなくなった人の生活を確保し、支援する活動、それこそが、看護ケアの出発点というべきものなのですが、時代や医療の変化に気を取られた一部の看護職は「育児や家事の延長線上」にあるような仕事を超えてゆく、専門職の核となるべきものを見つけたいと思っているのでしょう。「医療がこんなに発展し、看護に対する時代の要請も変化してきている。だから私たち看護職は、もっとプロらしい仕事をするべきではないか」と自問しているうちに、いつの間にか患者さんに背を向けて、複雑な機械のダイヤルを操作し、山のように積み上げられたデータを挟んで、医師とディスカッションをしている看護師たちが登場してくるわけです。そのほうが、よほどプロらしく見えるので、近代医療のまっただ中で、伝統的な看護の第一義の機能である「生活支援」という行為に不安や疑問を持ちはじめた看護師たちは、やがてミニドクターの道を歩み出す。そういう落とし穴に容易に落ちる、と多くの先輩が指摘しています。では、時代の変化と要請に応えるとして、もっとプロらしく私たちは何をすべきなのでしょうか？

意識障害の患者さんを回復させたい

私は意識障害が長期に及んだ（遷延性意識障害）患者さんに、生活行動の獲得を通して自立させる看護方法の研究と、生活支援技術の開発をライフワークにしてきました。遷延性意識障害と言っても、皆さんには具体的なイメージがわかないかもしれません。脳出血や交通事故などによって、脳に大きなダメージを受けたために、話すことも、食べることも、立つこともできない患者さんたちのことです。意識障害が長期に及んだ患者さんに対する効果的治療と看護の方法は、国際的にも確立していません。医学の世界でもそうなのですから、看護師もこれまでは、なす術もなく諦めていた、といっても過言ではないのです。

しかし、なんとか、看護の力で患者さんを回復させられないものだろうか。もう一度、管からの栄養ではなく、自分の口からご飯を食べ、うなずき、できることなら会話でコミュニケーションをとりたい。それが私たち看護者の願いであり、家族の願いでもありました。

命を助けてもらっても、それだけでは治してもらったことにならない

意識に障害のある患者さんの看護に長く関わることになったきっかけは、看護師としてスタートした若い頃の経験にあります。私は北海道大学医学部附属看護学校を卒業して、医学部附属病院の脳神経科外科病棟で働き始めました。最初の数ヵ月は、日々の業務を覚えることに無我夢中でしたが、ある日、私は経管流動食（意識のない患者さんに、鼻から管を入れて直接胃に栄養食を入れる）の担当になっていました。いくつめかの個室にうかがうと、そこには脳腫瘍の術後、意識を失った二

七歳の男性が横たわっていました。ベッドサイドには、若い妻が三歳の女の子を胸に抱き、五歳の男の子の手を引いて立っていました。私が作業をやり終えたまさにその時、女性が横たわっている夫を指差して、叫ぶように言ったのです。

「こんなのは、治してもらったことになりません。夫が病気になった時、確かに私は『助けてください』とお願いしました。でも、その結果がこんなことになるとは、思いもよりませんでした。他人の看護師さんと妻の私を区別できないこの人を、夫としてどのように受け入れたらいいのでしょう。二人の小さな子供たちが、お父さんと呼んでも、応えないこの人を、どうして『あなた達の父親だよ』と教えたらいいのです。命は助けてもらったかもしれません。でもこんなのは治してもらったことにはなりません！」

年若い妻に激しく言い放たれたとき、正直私は膝が震えてしまいました。一九六〇年代の終わり頃は、現在とはまったく事情が異なり、インフォームド・コンセントやクオリティーオブライフといった言葉も医療界にはなく、そんな厳しい言葉を家族に突きつけられるとは思っていなかったからです。当時は、生命を維持することにも、価値があると信じて、一生懸命看護していたつもりだったのに、患者さんの最も身近にいる妻や子が、この男性が生きていることを喜んでいないと知ったとき、私の中でひとつの価値観がくずれました。それは「生かし続けることだけでは、十分な価値ではない。」ということに気づいたからです。

彼女が求めたものは、男性が夫として自分のもとに帰ってくること、二人の子供の父親として、帰ってくること。それが家族にとっては「治る」という意味だったのです。このように一般の人が求める健康のゴールと、医療従事者が考える健康のゴールには、しばしば大きなギャップのあることがあります。

家族の言葉を聞いたとき、心の内に「私はいったい何者なのか」という大きな疑問もわいてきました。これまで看護師として、主体的に彼のために行ってきたことは何だったろうか、と考えてみました。医師の指示で四時間ごとに注射をし、六時間ごとに経管流動食を注入し、二時間ごとに体位を変えて褥瘡や沈下性肺炎を予防し、身体の清潔を維持する。そうしたケアをきちんと提供するということにも、当時の看護体制のもとでは大変な努力が必要だったのです。でも残念なことに、看護師として彼の回復のために、主体的にそして責任を持って実施したものがほとんど無かったのです。医師の指示をテキパキとこなしているだけなら、なぜ私はドクターズ・エイドとも、ドクターズ・アシスタントとも呼ばれていないのだろうか。医師とは異なる役割があるからこそ、私たちはナースと呼ばれて患者さんのベッドサイドに立っているはずです。こうした体験から看護師の役割とは何かということを深く考えるようになりました。やがて生命を救ったのが医師であるならば、夫として、父親として役割を持つ人として、彼を家族のもとに帰すのが看護の仕事だと結論するに至りました。

家族の思いを確かめるために、他の家族の皆さんとも話し合いを始めました。家族にとって最もつらい現実は、コミュニケーションがとれないこと、愛情交流の術《すべ》がないことであることがわかりました。叫んだら応えて欲しい。それが叶わないのであれば、せめてひとつでもよいから人間らしい行動をとって欲しい、たとえアイスクリーム一スプーンでもよいのです。おいしいと尋ねたら、うなずいてほしい。そのためならどんな介助もいとわないという家族の願いが、私の進むべき道を指し示してくれました。

意識障害の看護プログラムは多岐にわたっているので、そのすべてを説明することはできませんが、これまで関わってきた患者さんの看護で説明したいと思います。

意識障害患者は回復の可能性をもっている

ある病院の副院長から相談の手紙をいただいた患者さんは、二七歳の男性で、脳血管障害による意識障害でした。足は棒のようにまっすぐに伸びて、曲がりません。反対に手は、肘関節から曲がって伸ばすことができないので、パジャマを着せたり脱がせたりするのも、とても大変です。この状態で、およそ二年間が経過していました。

もちろん、入院されていた病院でもリハビリテーション施設があって、機能回復訓練を行っていたのですが、除皮質硬直と呼ばれるこうした強制的な姿勢は、これまでの医学的常識でも改善が難しいと考えられていたのです。しかし、新しく開発した看護リハビリのプログラムを実施してみると、二週間で曲がっていた手が伸び、三週目には肩関節の可動が確認されました。この看護リハビ

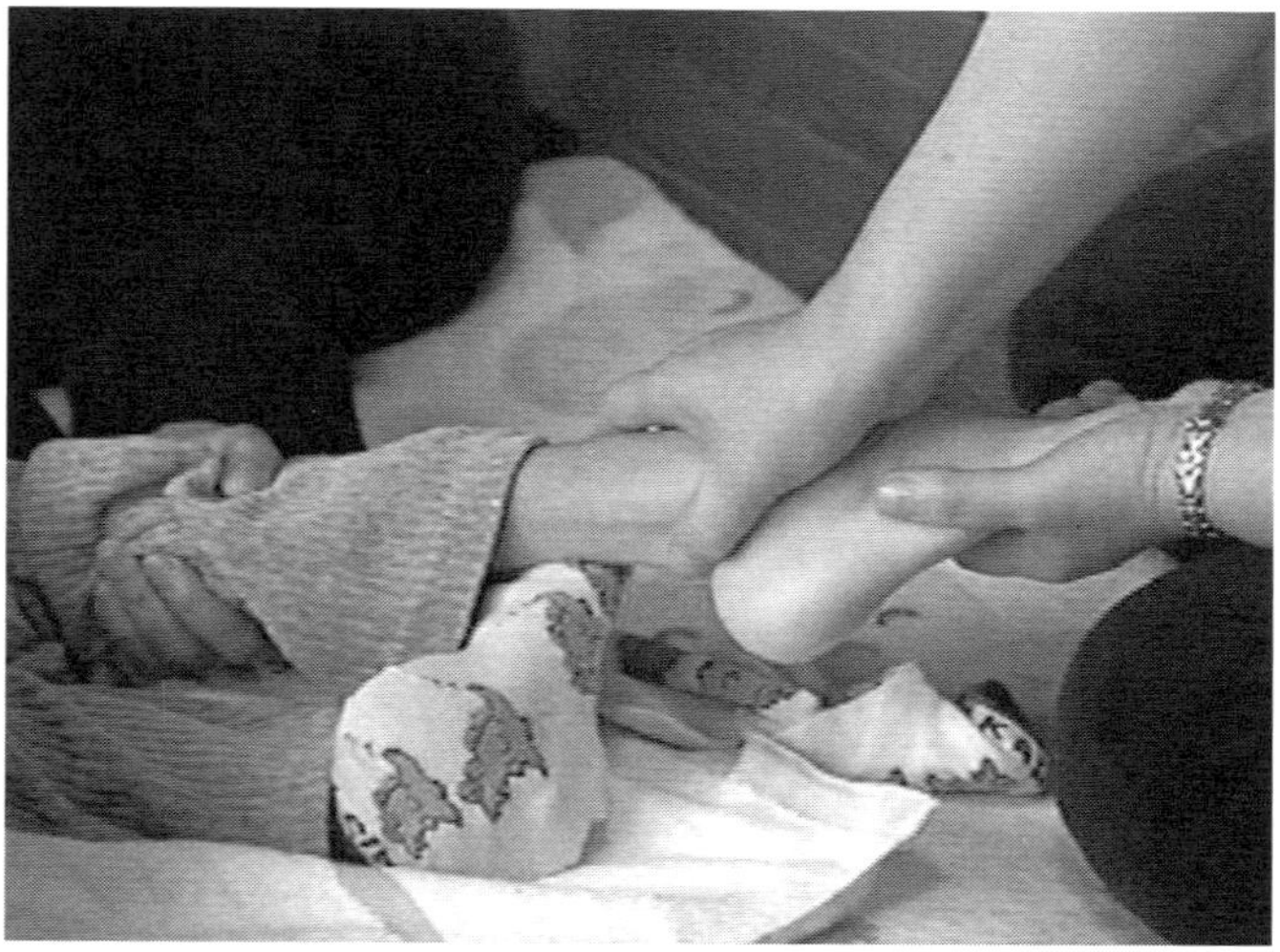

▲身体各所の障害程度と回復の可能性を評価する（在宅で）

リのプログラムでは、全身を三八度前後の湯で温め特別なエクササイズを実施します。さらに、温浴後に患者さんを腹臥位にし、下肢の屈曲反射を誘発すると、まっすぐに伸びた足（膝）を曲げることができるのです。ただし、せっかくの温浴によるエクササイズも、仰臥位では効果が十分ではなく腹臥位の状態から始め、次に仰臥位にすると期待する状態を保てるわけです。このような方法があまり試みられなかったわけは、屈曲反射は、姿勢を変えると元に戻る（反応は消失する）というのが常識だったからだそうです。しかし、実際にやってみると、改善された姿勢は持続する、ということがわかったのです。

看護プログラムを開始して二週間で屈曲していた上肢が伸び、三週目には固く握りしめていた手指が開き、彼はじゃんけんに応ずることができました。私がグーを出すと、彼はそれを見てからゆっくりとパーを出します。後出し勝ちをするのですが、「手が開いたのは偶然」という批判をかわす必要がありますから、もう一度、彼の意思を確認するために、私はパーを出しました。人指し指と中指の二本を立て、残りの三指は曲げるチョキの形は、三歳以下の子にはできないので、彼がチョキを出せば、彼の意識が回復しはじめているということを客観的にも証明できるからです。勝とうとする彼の意思を確認するために私がパーを出すと、期待どおり彼は、チョキを出してきました。五週目には、三桁の足し算と引き算の解答を指で示しました。

彼は生体肝移植のドナーでもありました。第一子が重症の肝疾患だったので、ご自分の肝臓を移植してあげたのですが、子供の医療費のこともあり、自分の手術創が癒えると同時に仕事に戻り、意識障害になってしまいました。お父さんの肝臓の一部を移植してもらった男の子は、すくすく成長して三歳になっていましたが、お父さんとは話したこともないわけですから、「パパと呼んであげて」とお願いしても、お母さんの後ろに隠れて彼の側に行こうともしません。

次の段階では座位バランスの訓練を行い、さらにトーキングエイドというコミュニケーションをとるための機器を持参し、使用方法を説明してから、最初の質問をしました。「いま、一番食べたいものは何ですか？」彼はゆっくりと機械のキーを押して答えます。その機械から電子音で「ビール」という返事が返ってきたとき、周囲の大人は笑いましたが、三歳の男の子が興奮して「ビール！」「ビール！」「ビール！　ビール！　ビール！」と、声をあげてお父さんの周りを飛び回ったのです。すると、子どもの興奮がお父さんにも伝わり、みるみる顔面が紅潮してお父さんの口から、フフッと笑い声がもれたのでした。

彼はいま、自分で食事を食べ、メールのやりとりもいたします。

もう一人の患者さんは、十一歳の女児です。

少女は、学校の授業中に意識を失い倒れました。救急車の中で呼吸停止状態となり、病院に収容されました。血管撮影の結果、「小脳動静脈奇形」ということが判明しました。脳神経外科医の判断では、小脳部に大きな出血が認められ、救命すら難しいという状況でした。緊急手術のあとで、医師はご家族に対して「とりあえず命だけは助けましたが、意識の回復はあきらめてください」と告げました。術後三〇日、看護師たちは温浴刺激運動療法と呼んでいる看護プログラムを開始しました。六〇日後には、彼女を支えて立たせました。すると、その一週間後には、首もすわって抗重力姿勢である立位をバランスよくとり、看護者が手を離しても姿勢が崩れなくなりました。次に、大脳の活動を客観的に確認するために、あや取りをしてみました。あや取りは、取り方もいろいろあるので判断が必要となり、条件反射ではゲームを続けることができません。第一回目の試みで、彼女は見事にあや取りをしてみせました。声はまだ出ませんが、大脳の機能回復がかなり進んでいることがわかります。

少女は、その後順調に回復し、病日・一五三日目にお見舞いの友人たちに「ありがとう」と最初の言葉を発し、学校生活に戻ってゆきました。

意識がないのにご飯を食べる。姿勢のバランスがとれる

どうしてこのようなことが可能になったのでしょうか。

脳の特性である学習は、認知性の記憶学習と運動性の記憶学習の二つに分けられ、前者は大脳が、そして後者は小脳・脳幹が担当しています。理解、判断、記憶といった学習機能は、俗に頭の学習と言われ、スポーツのように繰り返しの練習で上達する運動性の学習機能は、からだの学習と言われています。――ご飯を食べる、歩くといった、日常の生活動作も、くり返しの習慣によって確立した身体学習の成果ということができます。意識障害は主として大脳の学習機能の低下といいかえることができますが、大脳の学習は忘れると容易には再生されません。ところが、もう一つの小脳・脳幹が担当する運動性の学習は、努力によって意図的再生が可能であるだけでなく、非意図的に、つまり無意識のうちに過去の学習行為が再生されるという特徴をもっています。

健康な一般人にも、非意図的（無意識）な動作が確認されます。例えば、電話の受話器を握って、感謝の気持ちと共に見えない相手に向かって無意識にお辞儀をするのは、マナーとして身につけた身体の学習行動の表現です。

この考えが意識障害に対する看護の突破口を開いてくれました。

たとえば、人は一度の食事で、箸の上げ下ろしを何回するのでしょうか。一日三度、三六五日、

それに年齢を掛けると途方もない回数になります。意識のレベルが低くても、健康時と同じ環境、条件下で刺激を与え続けると、やがては習慣として獲得した食行動、すなわち自分でご飯を食べられるようになるだろう、という仮説は私たちの担当した数々の事例で証明されました。

生活行動を再獲得させ、自立への援助を促す意識障害の看護理論と方法についてシンプルに説明すると、以上のようにまとめることができます。

文化の影響を深く受ける日常生活

若い時の強烈な経験から、私は看護職として何ができるのか、医師ではなく看護職が責任を持ってなすべきことは何かということにこだわり、考え続けてきました。医師の主たる仕事は診断と治療です。では、看護職の機能はいったい何でしょうか。私のもう一つの専門としている研究、ナーシングバイオメカニクスについて述べましょう。ナーシングバイオメカニクスという聞き慣れない用語の概念について、皆さんの理解を容易にするために、具体的なエピソードを紹介します。

脳血管障害で片麻痺を後遺した六〇代の女性がいらっしゃいました。彼女は幸運なことに、麻痺した上肢が一ヵ月半くらいのリハビリによって、肩まで挙がるようになってきました。ある朝のラウンドで食事中の彼女に「順調な回復ぶりでよろしかったですね」と話しかけたところ、彼女からは「何が順調なものですか」と、厳しい言葉が返ってきました。

思いがけない反応に驚いていると、「これを見てください。看護師さんがスエーデン製のリハビリ用スプーンを持ってきて、麻痺の手も肩まで挙がるようになったので『これからは、自分のことはできるだけ、自分でするようにしましょうね。それがリハビリになるのですから。』といわれたので、私だって頑張っています。でも、食事の途中で手がだるくなるんですよ。」

手がだるくなると、顔を下げなければなりません。しばらくすると、また手がだるくなるので、また顔を下げる。ついに彼女はテーブルの上の食器に顔を近づけて食物を直接口に入れ、「皿に顔をつけて食べるのは動物の食べ方でしょう？　犬や猫と同じじゃないですか。こんな惨めな思いをするのなら、あの時いっそ死んだほうがよかった。」と、おっしゃったのです。

順調な回復ぶりと評価していた人に「惨めだ、あの時死んでいればよかった」と言わせるような看護をしていたのです。これは大変と、早速スタッフに事情を説明しカンファレンスを開いてもらいました。看護スタッフ全員が、「それは申し訳ない。気がつきませんでした。」というところまでは一致したのですが、具体的な看護の方針では意見が二つに分かれてしまいました。「一ヵ月半くらいで手が動くようになったのだから、何もあせる必要はなかったのよね。もっと筋力がついてから、スプーンを渡せばよかった」というグループと、「それは違うわ。人間の身体機能は『用・不用』の原則に支配されているのだから、使わなければ機能は退行してしまう。使ってこそのリハビリなのだから、やっぱり患者さんには、がんばってもらわなくちゃあ」というグループです。

昼食の時間もせまり、両者歩み寄って、シンプルな方針が出ました。疲れるまでは、がんばっていただいて、疲れたあとは介助しましょう、というものでした。これで一件落着かと思われましたが、数日後、リハビリ看護の原則を主張するリーダーが、私の部屋にやって参りました。「看護部長、あの方針は間違っていました。あの方は、ものの数分もしないうちに、手がだるいと言うのです。現状では、ほとんど全介助をしているようなもので、あれではリハビリの意味がありません」

この結果は意外でした。リハビリ室では肩まで挙がる手が、ご飯を食べるだけで、なぜそんなに疲れるのでしょう。

いろいろ検討してみましたが、これといった原因もみつかりません。このようなときに残されたアプローチの一つに、条件が許されるならば、患者さんと同じことをやってみるという方法があります。そこで、私も患者さんと同じスプーンと条件で食べ、驚いてしまいました。何の障害もない私の手が、たった七回の上げ下ろしでだるくなったのです。みなさん、一回の食事、あるいは病院の普通食を全量摂取するために、箸の上げ下ろしは何回くらい必要と思いますか。実は、私も含めて看護スタッフのほとんどが知らなかったのです。あまりにも日常的すぎる行為なので意識されることがなかったのでしょう。もちろん、七回では無理ですね。お箸で食べたときには疲れるなどと、自覚したことがなかったのに、患者さんと同じようにスプーンを握って食べると、手がだるくなってしまうのです。これは一体なぜでしょう。

日本人は箸で食事をしますが、箸と、スプーンを持って食べる時の手の動きには、決定的な違いがあります。箸で食べる時は、肘を下げたまま食べものを口に運びます。そのとき使用される主な筋肉は、上腕二頭筋と腕橈骨筋の二種類です。麻痺のある患者さんは、箸を扱う巧緻性が低下したために、握りやすい、しかし異文化の道具であるスプーンに変更したわけです。ところが麻痺の患者さんは、例外なくスプーンの柄を上から握ります。この持ち方をすると、肘を挙げなければ食事を口元に運ぶことができません。肘を上げるためには、肩を上下させるための僧帽筋、肩を広げるための三角筋、そして、腕を曲げて縮める上腕二頭筋、上腕の後面を伸展させるための上腕三頭筋、そして腕橈骨筋、と後頭部から肩、腕にかけての筋群を総動員してはじめて肘が上がるわけです。

箸で食べる時には、主として二つの筋肉しか使わないのに、このスプーンを持たされたとたんに、五つ以上の筋群を使わなければならないのですから、手が疲れて当たり前ですね。

食事の介助一つとっても、ただ食べ物を口元に運んであげるという発想を超えて、解剖学、生理学、病態学、物理学（運動力学）、文化や人間の心理、発達理論などの知見を統合することによって、エビデンスに基づく日常生活の支援が可能になるのです。皆さんも解剖学を学びますが、これまでは診断と治療を目的とする医学のために体系づけられた学問である解剖学・生理学あるいは病態学の一部を学んでいたわけです。しかし、これらの知識が看護活動に効果的に活用されることが少なかったのは残念です。診断と治療を役割としない看護職が、解剖学や生理学を学ぶのは、それが安全で効果的なケアの基礎ともなる知識だからです。ただし知識を持っていても、患者さんのケアに使えなければ、意味がありません。僧帽筋や三角筋がどういう働きをする筋肉かを知り、その知識が看護活動に転化されなければ生きた学問とはいえないでしょう。また、文化や心理まで学ぶ

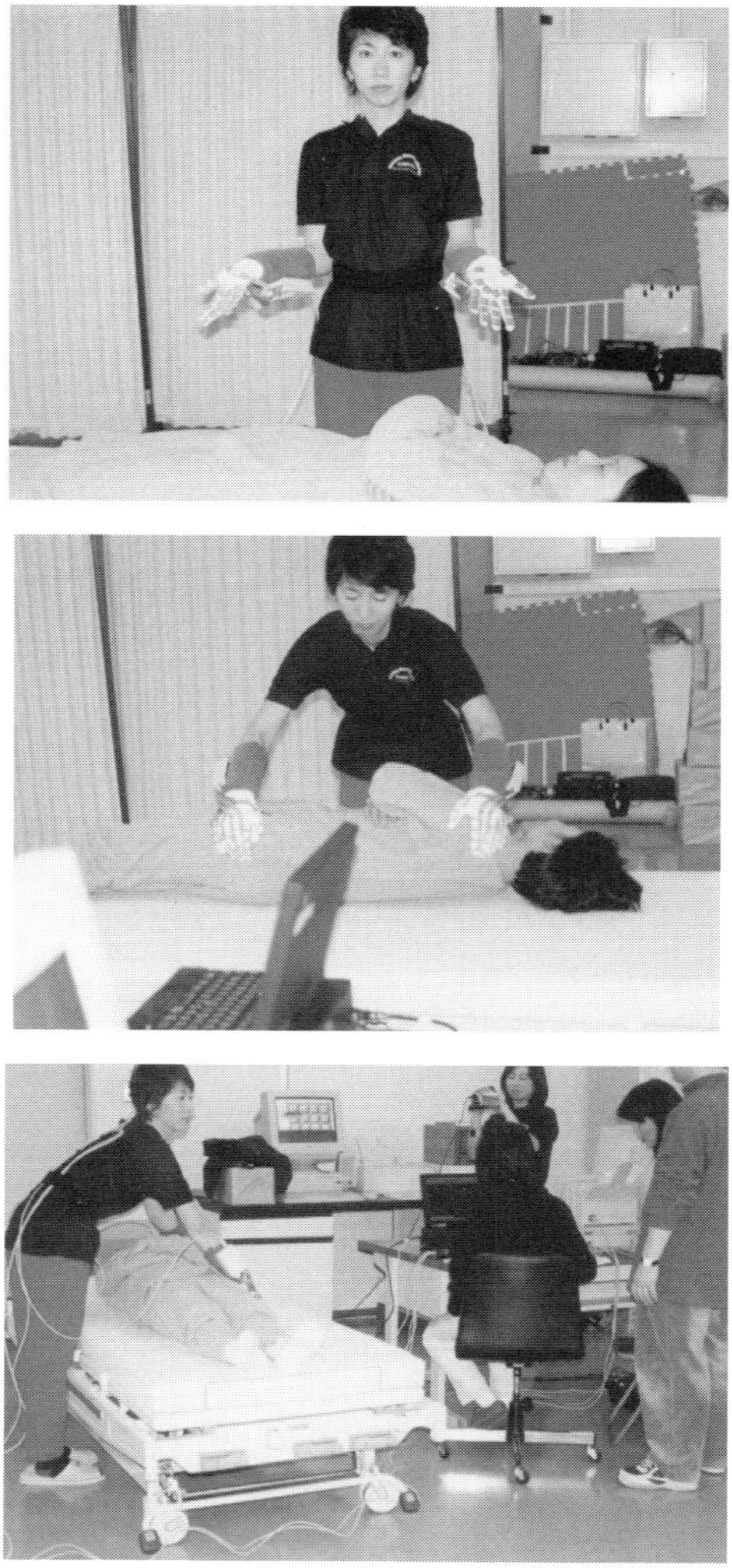

▲看護者の負担が少なく、対象者には快適な生活支援技術の開発（実験室で）

必要があるのは、文化が生活行動を規定し、習慣・マナーとして確立した行動がとれないとき、人の心は深く傷つくからです。

食べるとき、髪を梳くとき、衣服の着脱、座るとき、立ち上がるとき、歩くときにどの筋肉と関節が重要なのか、ということを理解し、専門職としての日常生活の支援、という看護技術を確立したいと考えています。

こういう考え方に基づいて、生活行動の獲得と自立に焦点をあてた看護の領域を、私は「ナーシングバイオメカニクス」という表現を用いて研究を展開し、体系づけようとしているところです。看護の目的に照らして、解剖学、生理学、病態学、運動力学、発達理論などを基礎に、文化や心理に関する知見を統合して、生活支援技術の確立をめざす研究領域と、理解していただければよいと思います。医療技術は比較的インターナショナルな性格を持っています。人間であればどこの国の人でも、所定の位置に心臓、肺、腎臓があり、数も決まっているからです。たとえばアメリカで臓器移植のトレーニングを受けた医師が、日本の病院に戻られて、「さあ！　手術をやるよ」となっても、すぐに実施することができます。でも、看護の生活支援に関する技術は、インターナショナルというわけにはいきません。すでにお話ししたとおり、生活の支援に関する具体的なケアというものは、その国固有の文化や国民（民族）の心理などに強く影響を受けているものだからです。アメリカの理論、あるいは技術を日本でそのまま使うというわけにはいかない理由がここにあります。アメリカを初めとする諸外国の理論やケア技術は、その実施に当たって一度、和風にアレンジしなければなりません。だとすれば、そろそろオリジナルな日本の理論や技術の創造に、若い皆さんのエネルギーを集結すべき時期だと考えています。

みなさんには専門職としての自立、新しい看護の創造、その職業活動を通して社会に貢献していただきたいと期待しています。

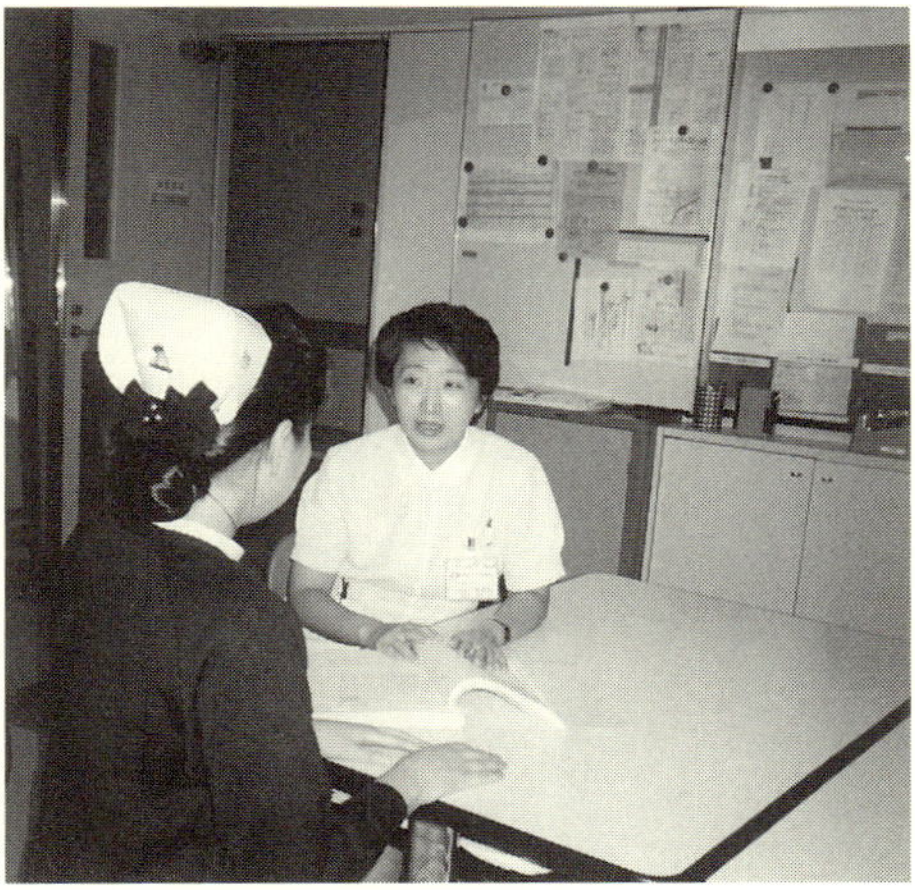

小迫さんは、一般の看護師ではなく、がん看護を専門とするスペシャリストである。

直接、患者さんの看護を行なうほか、がん看護に携わる看護職のコンサルテーションや教育、他の専門職との連携や調整の仕事をする。

死を目の前にした患者にとって、治癒は不可能でも看護は必須である。残された日々を生きる人の凝縮された人生とつきあう仕事に、看護という仕事の深さ、重さを感じる。

【専門看護師】

2　がん看護専門看護師の仕事とは

横浜市立市民病院　小迫富美恵

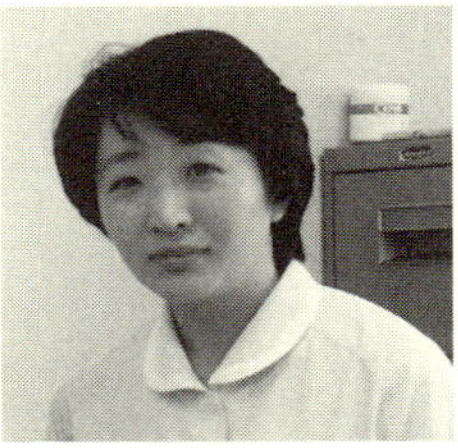

こさこ・ふみえ　一九五九年生まれ。高知女子大学看護学科卒業、聖路加看護大学大学院修士課程修了（看護学修士）。神奈川県立がんセンター看護師、高知女子大学看護学科講師を経て、現在横浜市立市民病院でオンコロジー担当課長、がん看護専門看護師として勤務。二〇〇五年より緩和ケアチームで活動、二〇一〇年がん相談支援センター。共著に、『ＱＯＬ Ｂｏｏｋｓ 緩和ケア』（二〇〇〇年、医学書院）、『ナースが向き合うがんの痛みと看護の悩み』（二〇〇〇年、ミクス）。

これまで日本の看護職にはどのような分野でも働くことのできるベテラン、いわゆる「ジェネラリスト」が求められてきました。しかし、九〇年代から徐々にこの「ジェネラリスト」に加えて、特定の分野に専門的な知識と技量を発揮できる看護師、すなわち「スペシャリスト」を育てていこうという動きが出てきました。この背景には、医療が高度化し、複雑化してきたことに加えて、社会全体の変化があります。病気を抱えながら生きている患者さんたちを取り巻く状況も非常に複雑化していることや、病気と一言で言っても、体の問題だけではなく、心の問題もありますし、地域における健康問題も以前に比べて複雑化、多様化してきました。こうした社会のニーズに対応していかなければならない、という時期に来たのです。言い換えれば、今までのような教育で果たして国民のニーズに応えられるのかということが問われる時代になってきたとも言えます。

日本では専門看護師制度は一九九六年に始まったばかりで、人数も領域も今後増えていくことが予想されますが、現在は十一領域——がん看護、精神看護、地域看護、老人看護、小児看護、母性看護、慢性疾患看護、急性重症患者看護、感染看護、家族支援、在宅看護——一四六六名（二〇一五年四月現在）の専門看護師がいます。私はこのうちがん看護の専門看護師として、総合病院に勤務しています。

スペシャリストとしては、専門看護師のほかもう一つ、認定看護師というものがあります。認定看護師は現在一五九三五名（二〇一五年八月現在）いますが、こちらは専門看護師と比べてより特定の領域が定められています。たとえば、がん看護領域の認定看護師は、化学療法（薬物によってがんの治療を行う方法）、緩和ケア、がん性疼痛看護、乳がん看護、がん放射線療法看護の五分野になっています。その他表2-1に示すような領域で認定看護師がいます。

このように認定看護師に比べてまだまだ専門看護師は数少なく、今後増加していくことが予想さ

表 2-1　専門看護師と認定看護師の認定領域と認定者数（2015 年 3 月現在）

専門看護師		認定看護師			
がん看護	581 名	救急看護	1021 名	透析看護	206 名
精神看護	207 名	皮膚・排泄ケア	2166 名	手術看護	399 名
地域看護	26 名	集中ケア	1033 名	訪問看護	500 名
小児看護	140 名	緩和ケア	1849 名	乳がん看護	283 名
老人看護	79 名	がん性疼痛看護	769 名	摂食嚥下障害看護	595 名
母性看護	49 名	がん化学療法看護	1005 名	小児救急看護	228 名
慢性疾患看護	117 名	がん放射線療法看護	200 名	認知症看護	653 名
急性重症患者看護	177 名	感染管理	2317 名	脳卒中リハビリ	583 名
感染看護	32 名	糖尿病看護	775 名	慢性呼吸器疾患	220 名
家族支援	37 名	不妊症看護	150 名	慢性心不全	238 名
在宅看護	22 名	新生児集中ケア	366 名		

注　専門看護師：ある特定の専門看護分野において卓越した看護実践能力を有することが認められた者
（実践、教育、相談、調整、倫理調整、研究の役割を担う）
認定看護師：ある特定の専門看護分野において熟練した看護技術と知識を有することが認められた者
（実践、指導、相談の役割を担う）

出所　日本看護協会ホームページ http://www.nurse.or.jp/nintei/index.html より筆者作成。

れますし、領域も増えていくかもしれません。いずれにせよ、看護師にスペシャリストとして特定の領域で働くチャンスが開かれたという大きな意義があります。

依頼に応じてどこへでも

看護師というと、おそらく多くの皆さんは病棟や外来の特定の科に所属し、継続的に同じ患者さんに接するといった働き方を想像されるでしょう。しかし、専門看護師の働き方は少し異なっています。専門看護師の仕事は、病棟で最前線にいる看護師を後方支援することですので、特定の科には所属せず、必要な時に必要なところへ出かけて行ってお手伝いをする、一緒に問題解決をする、といったような、資源（リソース）という形で働いているのです。これは今までの看護職の働き方と比べると非常にめずらしい形です。

私は現在総合病院に勤務しており、そのなかでがん看護の質の向上・発展をするという役割を与えられています。総合病院ですから、いろいろな科の様々な患者さんとともに、がん患者さんがいます。現在、約六〇〇人の入院患者さんのうち、約二〇〇人ががん患者さんです。そのうち、新たにお会いするがん患者さんが年間約五〇人、延べ件数でだいたい年間一〇〇件ほどのがん患者さんやそのご家族に関わります。

最も大きな役割は「コンサルテーション（相談）」機能です。ふだんは看護部という看護職の管理を行う部門に所属していて、病棟から連絡を受けると出向いていって相談に応じたりします。がんの治療や看護にはいくつかの難しい問題があります。一つは痛みの問題です。がんの症状の一つに痛みというものがありますが、これは多様な全身症状の中でも非常に大きな問題です。この痛みをコントロールするには、モルヒネなどの薬物を適正に使用することが重要となってきます。疼痛コントロールのための薬物使用について、世界では基準が設けられているにも関わらず、残念ながら日本ではすべての施設で疼痛コントロールが充分に行われているとは言い難く、その結果、患者さんの痛みを十分にコントロールできていないという問題があるのです。そこで私たちは、疼痛コントロールのために情報を提供したり、事例を示して説明するなど、医療者の意識を変えていくという役割をします。こうした働きかけは、現場にいる看護師ですと難しい場合が多いのです。従来の医師―看護師関係では、どうしても上から下へといったコミュニケーションになりがちで、看護師の判断がうまく伝えられないことも多かったのです。専門看護師として直接患者さんにお会いしてアセスメントを確実に行い、看護チームと共にケア計画を立て、その考えを医師に対しても専門職どうしの関係の中で話し合えるようにします。現場の看護師ではなかなか訴えることのできない患者さんの疼痛コントロールのあり方については、私が現場の看護師とともに医師や薬剤師に働きかけ、適切な治療法を引き出す、そういう役目をしています。

次に告知の問題があります。私の病院でも告知率は上昇していますが、現在がんを患う多くの年代、六〇代以上の方たちは、告知についてまだまだ消極的です。さらに、本人は告知を望んでいても、ご家族はそれに反対の意見を持っている場合もあります。

けれども、ご本人に病名を伝えずに治療を進めたとしても、症状の進行に伴って患者さんは自分の病気を悟ってきます。そして、どうして家族が本当のことを話してくれないのか、主治医や看護師も一緒になってだましているのか、疑念や悔しさなど様々な思いを抱いて、ご家族と本音で話せないまま亡くなっていくことがあります。これは患者さん本人はもちろん、ご家族にとっても、罪悪感さえ伴う非常に大きな苦しみです。こうした問題を解決するために、ご家族のお気持ちを踏まえたうえで、告知する場合・しない場合、それぞれその後のフォローはどうするのかをきちんと話し合う必要があるのです。

ここで何よりも大切なことは、看護師が結論を出してしまわないこと、結論を出すのは患者さん側であるということです。専門看護師に限らず、相談者の態度としては共通することですが、困っている人自身が問題をどのように考え、どのように解決をするのか、気持ちを固める過程に付き合っていくことが重要です。なかなか結論が出せずじれったい時もあります。あせる時もあります。けれどもご家族が気持ちを固めていく過程は、今後がんを抱えて治療をしていく患者さんとご家族が、治療に前向きに取り組むための力をつける過程であるとも言えます。

さらに、他部門との連携や調整という役割があります。病を抱えた患者さんは、不安を抱いたり深い悩みを持つことも多く、その時は主治医だけでなく、臨床心理士や精神看護師の力が頼りになります。また、がんという疾患の場合、治療や疼痛コントロールで多数の薬剤を投与しますから、薬剤師とも密に関わる必要があります。患者さんが他の病院に転院したり、在宅での療養を希望する場合、ケースワーカーと連絡を取ることも必要ですし、ホスピスでの療養を希望すれば、院外のネットワークを利用することもあります。このように、看護職だけではできないケアを、他の職種の力を引き出し調整するコーディネートの力が求められてきます。

また、教育という役割もあります。たとえば看護学生が病院実習でがん患者さんを受け持った場合には、カンファレンスなどを通じて実習のサポートをします。また、同じ病院の看護職に対しても、疼痛ケアや症状コントロールについての教育プログラムを作成・実行したり、研究活動のサポートなどもしています。

私は、がんという領域を専門としていますが、専門看護師として、これでいいという仕事内容は決まっていないと考えています。日々変化する医療に遅れを取らないように、そして変化していく

図2-1　専門看護師，認定看護師への道

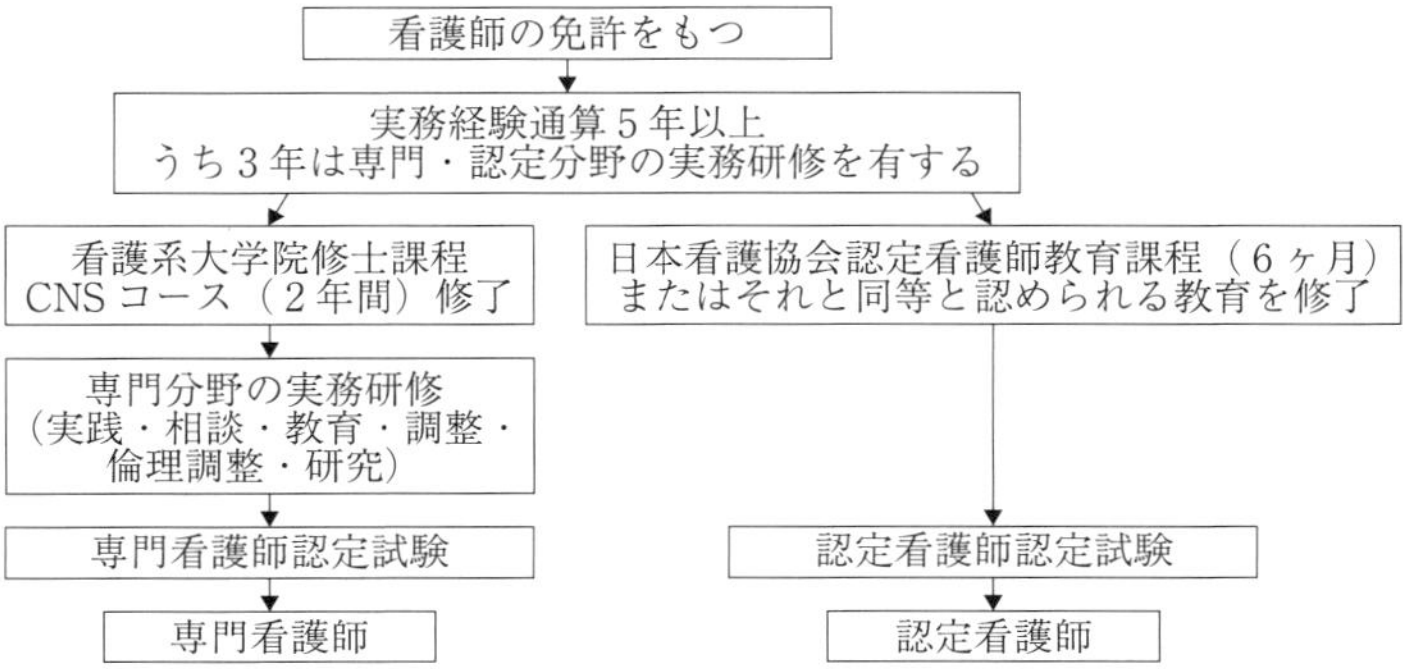

出所　日本看護協会ホームページ資格認定制度より筆者作成。

社会の中で専門職として何ができるのかを仕事を通してアピールし続けるという挑戦の毎日であると考えています。

臨床看護職から地域へ、そして企業での経験

看護大学を卒業後、私の最初の就職先はがんの専門病院でした。そこでまず、五年間臨床経験を積みました。三年やったところでようやく周りの状況が見えてきて、あと二年がんばろう、と決めたのです。その後、大学院の修士課程に進学し、さらに実践を学ぶ必要を感じて地域に出ました。そのなかで、退院後のがん患者さんを支えるシステムがないことに気づいたのです。そこで、がん患者さんを在宅で看取れるようなシステムを作りたいと考え、ある会社に入って在宅医療を看護職と薬剤師で提供できるしくみづくりに携わりました。これは看護職として非常にユニークな経験だったと思います。訪問看護が今ほど充実していなかった時代に、訪問事業の後方支援と、営業して看護サー

ビスを契約するという仕事の二つを行いました。後方支援としては、サービス内容のメニューを作成しました。私たちはこれだけのサービスが提供できます、と示すわけです。薬を届けるサービスはいくら、専門員の派遣を一回増やしたらいくら、という具合です。そのメニューをもって、営業にいくわけです。当時は、まだ訪問看護ステーションもなく、病院の職員だけでは退院後の患者さんの訪問看護をすることができなかったのです。そこで主治医の指示や病棟の退院計画を継続して私たちが患者さんのお宅に訪問してケアを提供し、外来でも連携するということで病院と私たちのサービス両方でお互いの役割を補い合うというアイデアを出し、患者さん・ご家族に必要なサービスを選んで契約していただくことを説明していきました。「看護サービスの契約」という経験は、私にとって非常にカルチャーショックでもありチャレンジでもありました。看護を買って頂くということは、患者さんを「お客様」として相手に接するわけですから、医療者―患者さん関係が病院のそれとはまったく違います。医療もサービス業なのだから、患者さんには選択権があるのだということにも気づかされました。

このような視点は二一世紀の看護職にとって、絶対に必要なものです。病院の中だけにとどまっていては、看護という仕事への視野は狭まってしまいがちです。従来の枠に拘らず、看護職だからこそできる分野をもっと切り拓いていく必要があると思います。

がん看護という仕事を専門にして

その後、教育の現場での二年間を経て、やはり自分はベッドサイドが好きだということに気づき、三五歳にして臨床の場に戻りました。

実は時々「がん看護を専門にして何が楽しいのですか」と聞かれます。看護職の場合、多くは、病気から回復し元気に退院していく患者さんの姿を喜びにしていますから、がんという難しい病気を抱えてなかなか回復しない、あるいは死に直面している患者さんと関わることは確かにつらいこともあります。死期が迫っていて、亡くなる何日か前の患者さんとお会いすることもあります。たまたま、看護師であり、がん看護専門看護師でなければ出会うことはないめぐり合わせでしょう。確かにそのような場面において私ができることは非常に限られています。でも、その方にとっては人生の総決算の時であり、その時にたまたま出会える私は、専門職としての力を総結集してその方に対応しなければなりません。

たとえ、そこで私ができたことがたった一つ、たとえば痛みを取ることだけだったとしても、痛みが取れればご家族と心穏やかに話ができるかもしれないし、「今まで有難う」、と感謝を伝えて最期を迎えることができるかもしれない。

この仕事は単に楽しさだけを得られる仕事ではなく、人の一生や生き様、死に様に関して非常に多くの学びを与えられる仕事です。患者さんにとってとても大切な時間を、私が専門職という仕事をしているという理由で一緒に過ごさせていただいている。これは大変貴重なことです。

患者さんの死から学ぶこと

死に向かう患者さんが、身内には気を遣ったり言えずに胸にしまっていることを看護職には打ち明けてくださることがあります。身内には言えないことを看護職だから言えるということもあるのです。これは患者さんにとっては、これまで言えなかったことをやっと言う機会が与えられ、楽になれるということもあるでしょう。一方、看護職にとって、人生の先輩から学ぶこうした経験は宝であり、大きな財産です。看護とは、一方的なものではなく、何かを与え与えられる、相互作用であると考えています。私は、たまたまがんを専門にしてこの仕事を選びましたが、どの領域を専門として選択しても同じように仕事の意義を見出して行って欲しいと思います。もちろん、これは看護という仕事だけに限ることではないでしょう。

もし看護職を選んで、これだ、とお感じになったら、まずは三年頑張って欲しいと思います。一年めはまだ自分すら見えません。二年めに後輩を教えながら自分が見えてくるでしょう。三年めで自分と相手と状況が見えてきます。ですから、まずは三年間頑張って、それから自分の専門を見極めて欲しいと思います。

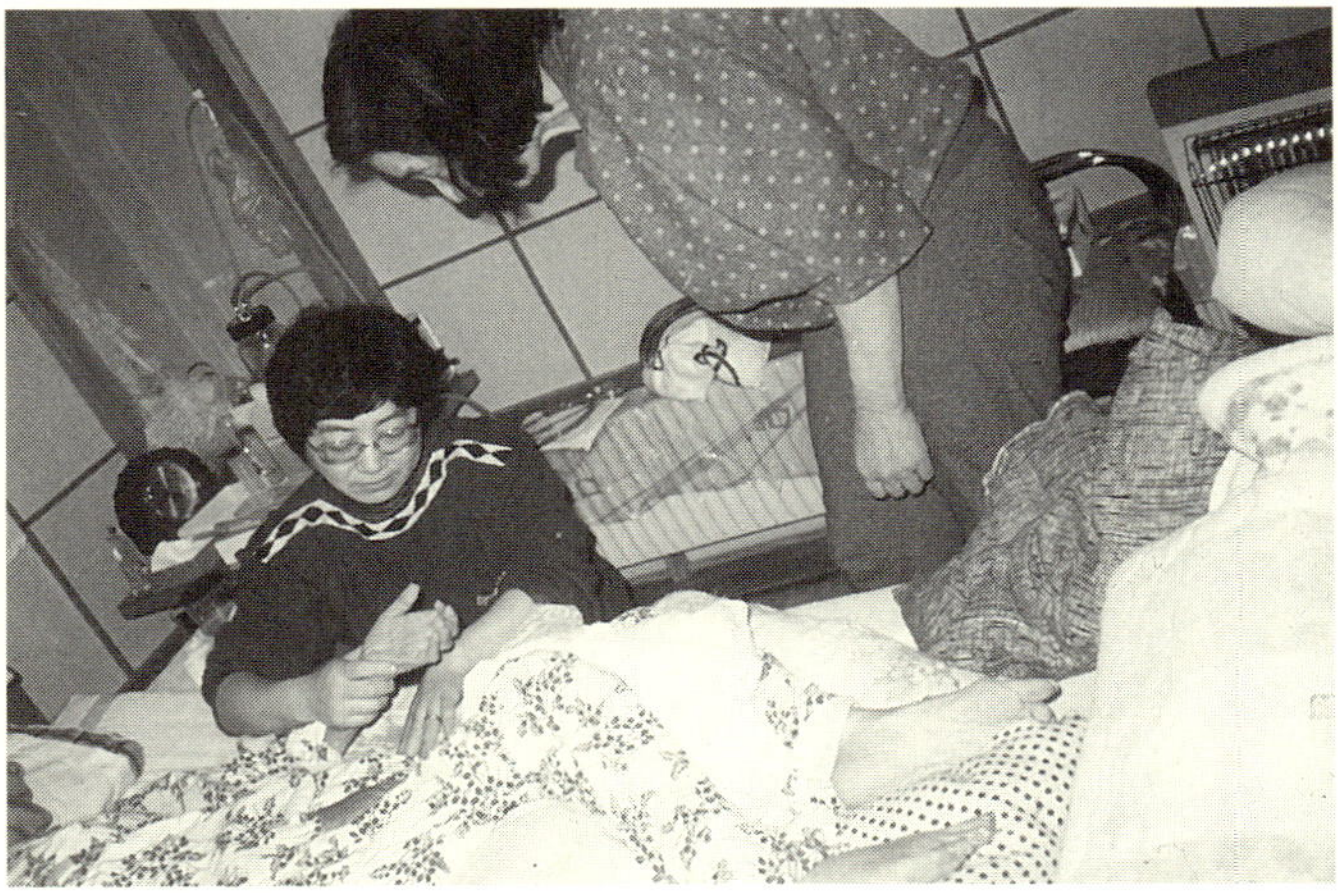

村松さん（写真右から２人め）は看護サービスを提供する会社をたちあげ、在宅看護の質を追求してきた。99.9％が雇用されている立場にある看護界にとっては、とても貴重な存在である。

彼女がこのような斬新な活動に至った背景には、彼女自身の優れた看護体験もさることながら、米国のナースプラクティショナーの存在など常に新しい情報に触れ、ナースがより良く働けるあり方を考えてきた姿勢がうかがわれる。看護のもつ回復促進の力にほれこみ、なんとか在宅で豊かな看護を実現する道を切り拓きたいという志が会社をおこすという形に結実した。

3　看護を買ってもらうということ

在宅看護研究センター　村松静子

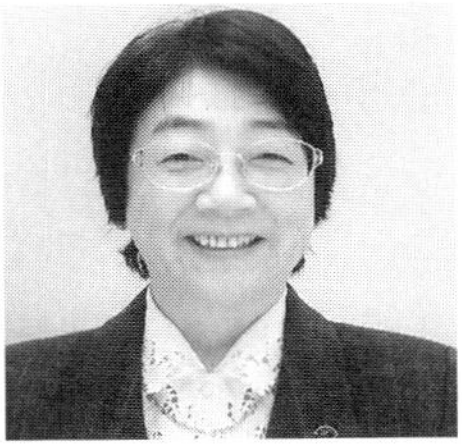

むらまつ・せいこ　一九四七年秋田県仙北郡生まれ。筑波大学大学院修了、カウンセリング修士。日本赤十字社医療センターICU看護婦長、日本赤十字中央女子短期大学講師を経て、現在、在宅看護研究センターLLP(有限責任事業組合)代表、看護コンサルタント社代表取締役。一九八三年二月、ボランティア訪問看護チーム「在宅ケア保障会」を結成。一九八六年三月、開業ナース集団「在宅看護研究センター」を設立。主要研究領域は「ターミナルケアと家族危機」。在宅医療助成勇美記念財団理事、日本訪問看護振興財団理事、学校法人日本赤十字学園評議員など。

「助けてください」ある患者家族からの一言が、ICU婦長だった私のその後を変えました。ある日、一人の中年女性が非常に重篤な状態で運ばれてきました。直ちに気管内チューブが挿入され、人工呼吸器が装着されました。その後、幸い呼吸状態が落ち着いて人工呼吸器がはずせる状態になったのですが、気管切開、つまり喉に穴を開け、そこに金属のチューブを入れておくことは避けられませんでした。それに、食事もできませんでしたから鼻から入れた栄養チューブで、お小水も管で出すしかありませんでした。それから約二年後のある日の晩、その方のご主人から私の自宅へ直接電話がかかってきたのです。「二年前には妻が大変お世話になりました。これから何年同じ状態が続くかわかりません。どうでしょうか、家でみることはできないものでしょうか。どうぞ助けてください」そのような内容でした。私の在宅看護への道はそこから始まったのです。私のような若いナースに「助けてください」と言わせるものは何なのか、私はその時考えました。人は病んだ時であろうと、あるいは人生の終焉を迎える時であろうと、誰もが最後まで主人公でありたいと願います。ナースとして、そのような方たちにどう向き合うべきなのかを自問しました。すると答えが浮かんできたのです。看護のプロとして責任をもって、それまで身につけてきた業を社会に向かって開くことが必要だと。プロとしての責任と自覚のもとに、自分自身の能力の限界を知った上で、将来の自分の姿を見据え、そこに向かって最大限努力することこそが開業ナースへの第一歩なのです。

看護を買って頂くことに挑戦する

ナースが開業をする、ということには二つの意味があります。一つは看護を買って頂く、もう一つは看護を社会にアピールしていく、という意味です。

看護を買って頂く、ということは本当に必要とされているサービスが何であるのかを考え、それに見合ったサービスを提供していくということです。多くの看護職は病院や診療所で働いています。病院や診療所で働いていれば、目の前の患者さんにどんなケアが必要であるのか、病院としてどんな看護をしていくべきなのか、ということを考える必要には迫られても、社会が求める看護のあり方について考える必要性はあまりないかもしれません。しかし、開業独立となると、看護というものをもっと広く捉えた上で、社会が必要としている看護のあり方を考え、それを実際に提供する方法を考えるということが常に重要になってきます。

同時に、看護というものはこんなこともできる、こんなサービスも可能ですよ、ということをアピールしていくことも大切です。看護の可能性、幅の広さを知っていただいてこそ、「買って」頂くことができるからです。

現在私は、主に二つの会社に関わっています。一つは一九九二年に立ち上げた最初の会社「日本在宅看護システム」、もう一つは一九九五年に立ち上げた「看護コンサルタント」です。「日本在宅看護システム」では、在宅療養者と家族のニーズに対応できるような、多様な形態の看護サービスを提供しています。つまり、医療保険と介護保険に対応した一般で広く行われている訪問看護のほかに、有料のサービスとして、病院から外泊する時の付添看護、旅行や結婚式に出席する際の付添看護、医療器材を装着したまま地方の病院へ転院する時の遠隔地移送付添看護なども提供しているのです。またそれらを提供するにあたっては、療養者とご家族の意向確認はもちろんですが、医師や薬剤師・ヘルパー等、関連職種との連携が不可欠ですので、どこの地域へ行ってもいつでも連携が図れるシステムづくりも心がけながら実施しております。

「看護コンサルタント」は、実際には、医療・保健・教育機関並びに福祉施設における職員の健康相談やカウンセリングの受託、さらには運営・管理に関するコンサルティング、在宅看護・介護に関する教育・研修の実施や各種研修の企画ならびに受託、医療・保健・福祉に関する書籍の出版・販売、さらにはナースの目と手で選んだ健康グッズや器材・機器の選択・輸入販売などを手がけております。ここでの事業内容は社会情勢に伴って、さらに拡大していくものと思われます。そのようなことを鑑みて周辺分野の企業、つまり、福祉機器を扱う企業やウエルネス関連の企業ともネットワークを作り、看護職が起業家として独立するための情報提供、交換の場として「e-nurse network」というサイトをネット上で展開しています。また、一九九四年、「開業ナース連絡会」が誕生しました。その会の世話人は私でしたが、そこには在宅看護領域で開業しているナースのほか、人工肛門や床ずれの創部などのケアを専門とするETナースや失禁ケアを専門とするコンチネンスナース、経管栄養法を推進しているナース、ヨモギの化粧品を開発しているナースが集まったのでした。今ではその領域がさらに広がって、ナーシングホームを経営するナースやインターネットでの相談事業を展開するナースなど、さまざまな形で増えてきております。

在宅看護に関わるひとびとの連携を

会社を興すにあたり、私は単純に看護そのものを提供するだけではだめだと考えました。一人の患者さんが在宅で療養するには、様々な職種や立場の人の協力が必要です。あくまで中心は本人とご家族なのですが、そこに関わる人すべてが立場の違い、職種の違いを乗り越え、協力して初めて在宅療養が可能になるのです。そうした協力システムをつくり、在宅看護サービスの核にしたいと考えました。

まず、社会へのアピールも兼ねて、一般市民対象の「心温かな医療と看護を語り合う集い」や「慢性病とともに歩む集い」「主婦のための知っておきたい看護法」等を開催しました。「私たちは、あなたたちがおっしゃるような、いろいろな職種の方たちが様々な形で在宅療養をサポートしてくれるシステムがほしかったのです。心待ちにしていました。」というご意見をたくさん頂きました。また、看護職のみを集めた「これからの看護を語りあう集い」という集会を開きました。看護職とは、保健師・助産師・看護師のことですが、看護師と保健師のように職域が違うと、同じ目的を持っていながらも意見が衝突することがよくあります。しかし、それを立場の違いのせいだとか、働く場所の違いのせいであるとして、簡単に納得してしまえば、それまでなのです。同じ看護職同士が、立場や職域を超えて納得しあえる、協力しあえるネットワークをつくらなければ、と考えたわけです。こうした集会を通じ、私たちの試みが社会に受け入れられるという確信を得ることができました。その確信のもと、私たちは「日本在宅看護システム」を会社として立ち上げたのです。

世界の在宅看護を視野に

私は会社を興すときのモデルとして、日本全国はもちろんのこと、世界各国ではどのような在宅看護システムが展開されているのかを参考にしています。それを学びながら、自分の看護サービスの提供の方法を考えて来ました。世界に目を向けることの理由は、今現在の日本で求められている看護サービスのあり方を考えていくと同時に、これから何が必要になりそうか、現在の日本にはなくても、将来的に日本にも必要となってくるものは何であるのかを常に考えていきたいと思うからです。

アメリカの在宅看護からは、知識、能力、技能どれをとっても素晴らしい、自立した看護職であり、世界の看護職のなかで、最も医師に近い業務も担える「ナースプラクティショナー」に大きな刺激を受けました。ナースプラクティショナーは、各州によって異なりますが、麻薬の処方箋を出すことができたり、自分でクリニックを独立開業できるのです。中には、レントゲン技師などのコメディカルを雇い、看護そのものを提供すると同時に、クリニックの経営も行っているのです。実際に彼女たちの活動を目の当たりにして、自分で開業して、自分で判断して、看護サービスを提供していく上で、国家資格をもつ看護のプロとして「看護の業」を開く意味を考えさせられました。また、スウェーデンは福祉大国として知られていますが、福祉の領域で働く看護職が多数活躍しています。ナーシングホームや在宅で老人が自立して生活する上で、看護職の果たしている役割はとても大きなものです。

日本では看護職が働く場として最も大きいのは病院です。しかし、今後、老人保健施設や福祉施設、保険会社、教育現場などでもっと多くの看護職が働き、看護の専門性を発揮していく可能性があると私は考えています。現在私が行っている「看護コンサルタント」の仕事にも通じますが、看護の可能性を広げるという意味では、アメリカのほかスウェーデンやイギリス等世界のナースたちから多くのことが学べると思います。

臨床時代に培った技術と知識、マネジメント能力

私の看護職としてのスタートは、一般外科病棟、混合病棟で始まりしたが、免許を取ってまもなく、出身地である秋田県に戻りました。もともと脳血管疾患の発生率が非常に高い秋田県には、県立の脳血管研究センターという病院が設立され、私はそこの看護職として、初期の臨床経験を積みました。

新卒時代の臨床経験というのは、誰にとってもその後の仕事に大きな影響を与えるものだと思い

ます。私自身も、新人の時にドクターから言われた一言が今でも忘れずに残っています。それは、「人の仕事をつついて歩くニワトリ！」という言葉です。脳外科でしたので、回診の際に包帯交換というのをします。ナースは、鑷子を使って、ガーゼをくるくるっと巻いてドクターに渡すわけです。それがなかなかできなくて、ドクターからそんな一言を言われ、随分悔しい思いをしました。そんな経験が、単なるドクターの補助と扱われないようなナースの専門性を追及するきっかけになりました。

その後、私は多くの科を経験しました。ほとんどすべての科、と言っていいでしょう。

小児科、内科、外科、それから耳鼻科、皮膚科、人間ドック、ICU、救急外来、そしてICUでは、婦長も経験しました。ICUでは、最新の医療機器に囲まれた場を、患者さんの生活の場として機能させるにはどうしたらよいか随分ドクターと話し合い、考えました。あらゆる科に行き、その科その科で専門的に必要になってくる知識や技術も習得する機会にめぐまれたこと、また、婦長という経験からは、マネージメントの方法を学ぶことができたと考えています。

その後、看護教員として働きながら、課外でボランティアを行いました。ICUで一命を取り留め、在宅で療養されている方たちへの支援でした。退院後、家庭に戻られる患者さんとご家族が行き場がなくて、あるいは支援体制が十分ではないまま、不安の中で介護される。どこでどのように療養していけばよいのか、家族の方は、病院を出たら非常に困るのですね。そういう状況を目の当たりにしてきました。教員をしながらそうした在宅で療養していらっしゃる方や、ご家族と関わり、これは何とかしなければならないぞ、という気持ちが芽生え始めました。

ちょうど、大学もでき始めた頃でしたから、教員としての仕事も非常に充実していたのですが、両方を継続していて、ふと考えたのです。大学の教員や、教育は他の方でもやってくださる。しかし、こうした在宅の療養者を継続的に援助できるのは誰なのだろうか、と。それで私は、在宅支援の方を選択することになったのです。

月に一回や二回ではなく、本当に必要な時に必要な看護を必要なだけ提供したい。ボランティアという立場で関わっていた私が純粋に考えて思い描いた形が今の会社の基礎になっています。

ひとりよがりでないケアを目指す

在宅での看護サービスは、病院看護とはまた違った難しさがあります。

まず一つは、家族への対応です。在宅では、家族の方が二四時間絶え間なく看護、あるいは介護を続けなければなりません。私たち看護職の役割は、在宅で病人を看ている家族を支えるということも重要です。私たちはそういう家族の方たちの会を支援して、家族の悩み、在宅での看護の困難を同じ立場の人たちが共有できる場も提供してきました。

しかし、家族を支えると同時に、家族の方たちが私たちに教えてくださることもたくさんあります。たとえば、私が関わったある方がこんなことを言われました。「看護師さんには二種類の方が

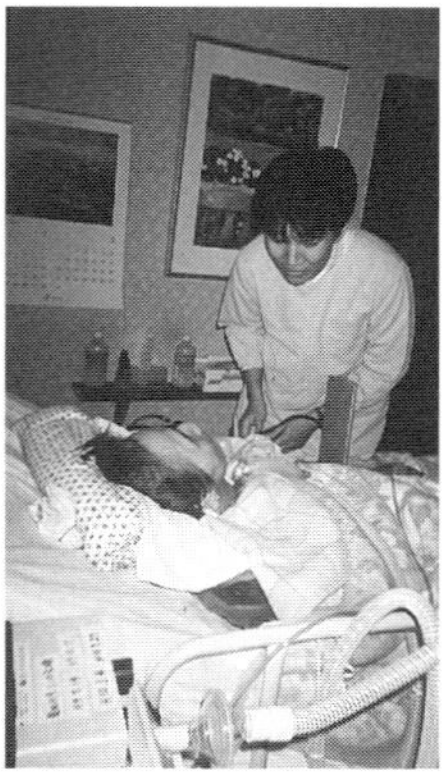

▶在宅の場では看護職としての適確な判断が求められる

いる。普通の看護師さんと、本当の看護師さんである。本当の看護師さんは、何をやっているのか、なぜやるのか、が私たち家族に通じる看護師さんである。しかし、普通の看護師さんがやっていることは、さっぱり通じない」という言葉です。

私は、看護職をよくみていらっしゃるな、とそう感じました。私たちがどんなに良いケアだと思ってやっていても、それが患者さん本人、あるいはご家族に通じていなければそれはこちらの自己満足に終わってしまいます。なぜやるのか、何をやっているのか、それが届いてこそ良いケアなのだということなのでしょう。

在宅看護を目指す人へ

在宅や地域で働いてみたいと考えている方には、一つ覚えておいていただきたいと思うことがあります。

それは、どんな場においても、きちんと判断し、正しい技術を提供できる看護の知識と技術を持って、在宅に入って欲しいということです。あらゆる設備が整い、ドクターも他の看護師も揃っている病院と違い、在宅では、看護職一人で判断しながら、ケアを提供しなければならないという場面に多く遭遇します。その時には、限られた物品や設備の中でどのようにケアを行えばいいのか判断し、また、ご家族と一緒に看護あるいは介護を提供しなければいけません。

また、病院とは違い、在宅は終わりのない介護の連続です。二四時間つきっきりで介護しているご家族を支援するには、看護職もそれぞれの家庭や家族の状況にあわせた対応をしなければなりません。

チーム医療が叫ばれて久しいのですが、在宅看護の現場では、今後ますます異なる職種や職域を異にする複数の職種がともに働くという状況は増えていきます。その時に、みなさん一人一人が、自分の専門性をしっかり確立した上で、チームの中で何ができるのか、何をしていきたいのか、をきちんと主張できる人であって欲しいと思います。しかし、そこで忘れてはならないのは、目的の中心には療養者がいるということです。療養者のためにはどの職種がどんな風に働けば効果的か、という視点を持つことが重要となってくると思います。

在宅看護はこれでいいというゴールが見えにくい仕事であるとも言えます。しかし、同時にご家族とともに喜び、悲しみ、闘うという現場でもあります。大変さを伴いながらも喜びも多い在宅の看護に皆さんが一人でも多く携わろうと考えてくだされば、私にとっても大きな喜びです。

どうぞ、これから、たくさん勉強をされて、実践においても技術を高めて、多くの職種と協働しながら、専門性の高い看護職として社会に貢献してください。

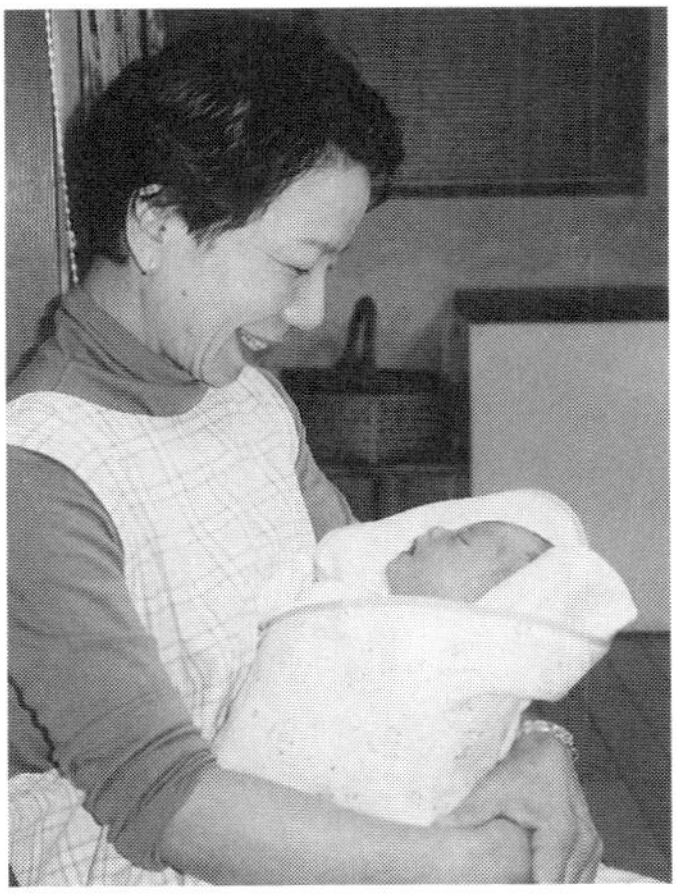

左古さんは、京都で開業する助産師である。彼女の仕事は、お産だけでなく育児の相談から性の学習会まで幅広く、彼女の助産院は地域の人びとにとって心強い存在になっている。

多くの看護職が病院や施設に雇われて働くなか、助産師は開業して働くことのできる数少ない職種である。お産の苦しみは二度と味わいたくないという女性は少なくないが、彼女の産院では「産み方は生き方」ととらえ、産む人はもちろん、立ち会った人の人生観まで変わる素晴らしいお産体験を実現させている。

【開業助産師】

4　家族出産から生まれる支えあうコミュニティ

あゆみ助産院　左古かず子

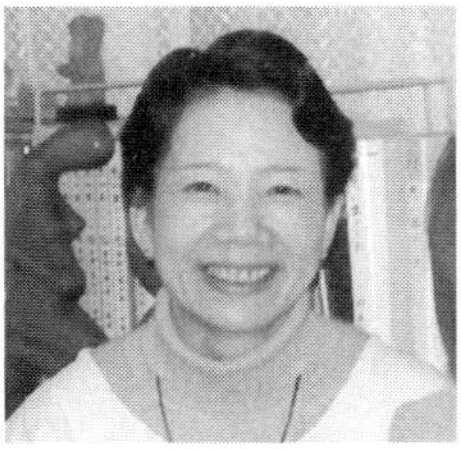

さこ・かずこ　一九四六年生。七五年大阪市立大学医学部附属看護専門学校卒業後、聖バルナバ助産師学院卒業。その後聖バルナバ病院に助産師として勤務、七九年から同助産師学院で教鞭をとる。その間一九八一年国立公衆衛生院専攻科看護コース卒業。一九八五年に退職、八六年四月より京都市伏見区深草にてあゆみ助産院を開業、現在に至る。

助産院はオープンハウス

あゆみ助産院は京都市伏見区のこじんまりした商店街のなかにある、ベッド数四床のちいさな助産院です。家族みんなで立ち会うお産の場として、一九八六年に開業しました。

建物の一階は診察室と、出産や育児に関する本棚のある待合室です。本は貸し出しもしています。育児サークルや勉強会のお知らせなどの貼られた掲示板、無農薬野菜や赤ちゃんのためのおもちゃなどを販売しているコーナーもあり、ちょっとしたサロンのようになっています。週のうち診察日は三日、予約制で一人三〇分時間をとり、相談事もゆっくりしてもらっています。妊産婦健診、乳幼児健診、母乳育児指導、不妊相談など、出産にかかわることだけでなく、女性のライフステージすべてに関わる援助をしたいと思っているので、思春期や更年期のからだとこころの相談もしています。「出産」「ライフステージ（更年期までの）のお手伝い」「性の学習会（相談、講演会を含め）」この三つをあゆみ助産院の活動の大きな柱としています。

二階には、入院用の個室が三つと分娩室があります。ここでは一月八人ほどの出産のお世話をしています。

三階は、本棚に囲まれたくさんの人が集まれるフリースペースです。ここでは、出産前から子育てに至るまでの、さまざまな教室が開かれています。月二回の妊婦のつどいは、妊娠や出産に対す

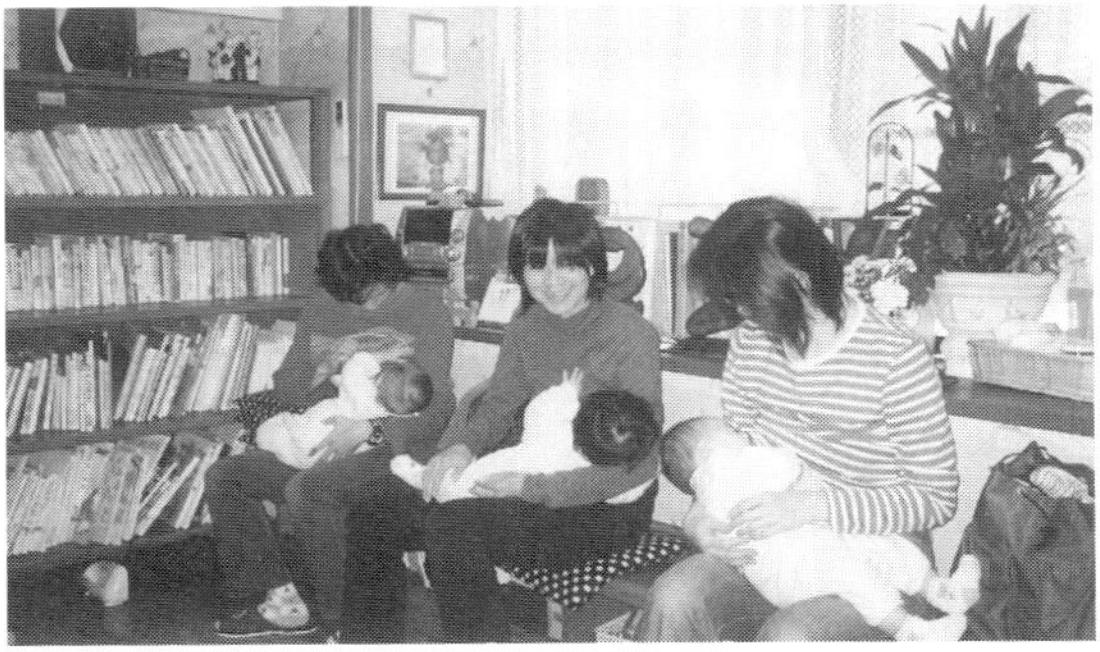

▲待合室でおっぱい

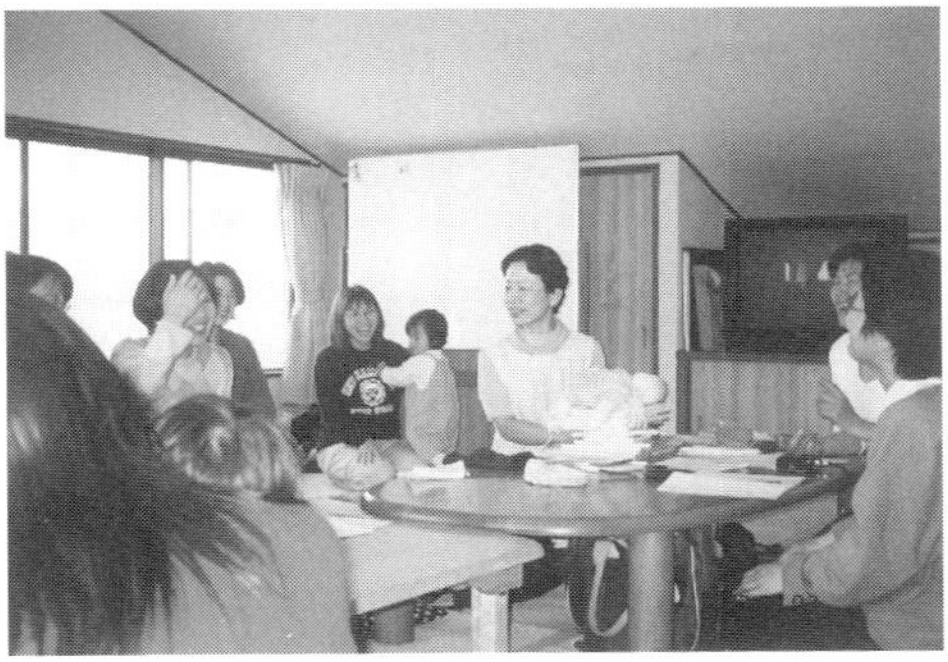

▲「のびの会」例会

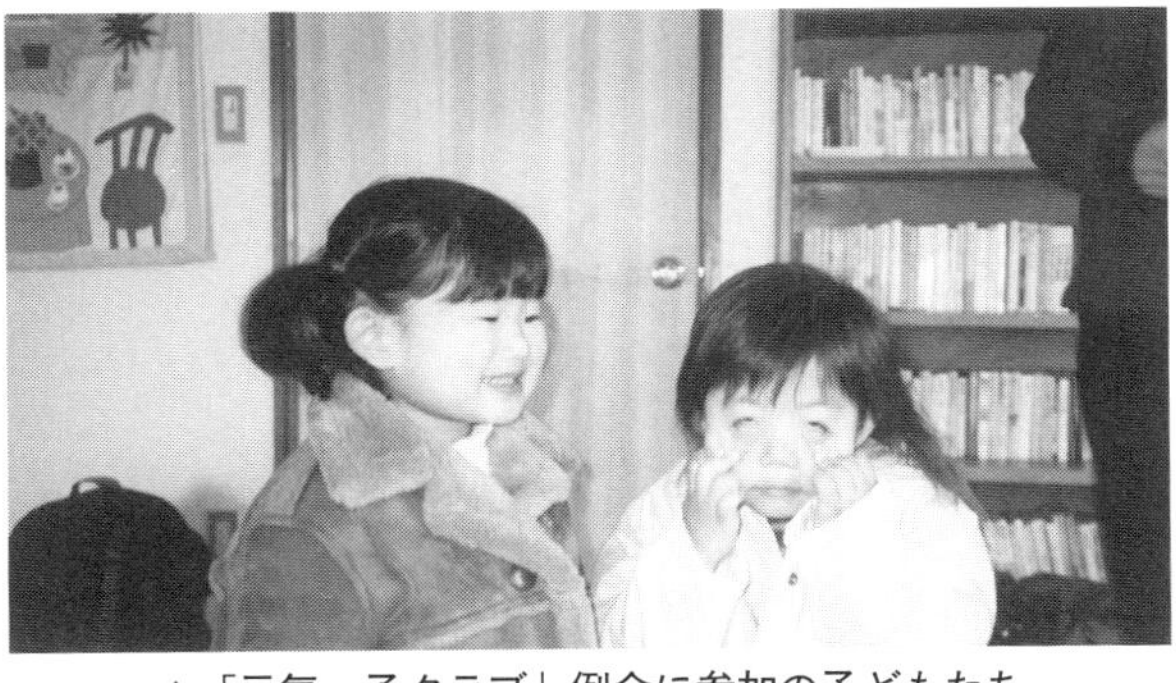

▲「元気っ子クラブ」例会に参加の子どもたち

る不安や思いを語り合い、情報交換をするための場です。月二回の元気っ子クラブは、育児の悩みを相談しあう子育てサークル、そのほかにも生と性を考える学習会「のびの会」、思春期トーク、ヨーガ教室、ファミリークラス、などなど。これらの活動はすべて、ここでお産をする・した人に限らず、誰でも参加できる教室です。

そんなわけで、あゆみ助産院は赤ちゃんを産むためだけの場ではありません。女性とその応援者たちが支えあうコミュニティのセンターのような存在をめざしてきました。開業して一八年、地域の人達にも「更年期相談にも思春期相談にも行ってもかまわない、からだの相談に行ってもいい場所」と覚えてもらって、「あゆみさんが来てからこの商店街が元気になった」と言っていただけるようにもなりました。

ここはオープンハウスなので、いつ来ても誰かがいるから、気軽に来てねってみなさんに言ってます。診察は予約制にはしてますが、突然来てくれてもかまわないし、困ったことがあったり、聞きたいことがあったり、何かについての本を探していたり、っていうときにはいつでも来てね、と。

モデルは昭和二〇年代のお産婆さん

私の活動のモデルというのは、昭和二〇年代の産婆さんの姿です。出産後も母の健康を気遣う姿、とりあげた私の成長を気遣う姿、姉や兄たちの結婚式の時にもあいさつにこられていたこと。地域に密着して相談やケアをしてくれるお産婆さん、それが理想の姿として焼きついているので、助産師っていうのは、思春期から更年期までの相談をする仕事だと思っています。だから、うちで出産された方には、「更年期までおつきあいさせてください」といいます。節目で気になることがあればなんでも相談にきてねと。同じように、生まれた子供は思春期まで気になるので、思春期相談もしています。

そういう活動の結果、女性だけでなく、男性の相談を受けることも増えてきました。男としてどう子育てに関わっていったらいいのか、仕事と家庭のあいだでものすごく悩む人もいますよね。関わりたいのに関われないという辛さを、妻にはぶつけられなくても、こちらにはぶつけられるということがある。そのほかにも性同一性障害の相談や、女の子とうまくつきあえないとか、交際が長続きしないといった恋愛相談などもうけてます。

家族で出産

助産院を始めたときに、夫立ち会いの出産は行なわれてましたが、私は上の兄弟姉妹も含めての家族立ち会いのお産をしたかった。誰かが息をひきとるときにはみんなが立ち会うのに、生まれるときにはなぜ立ち会わないのっていう疑問がずっとあったんです。お産は新しい家族が増えるんだから、その場に家族がいないっていうのはおかしいと思ってたんですね。

だけど最初はお父さんやお母さんがたの抵抗にあいました。「夫は立ちあわせたいですけど子供は連れてきません」とか、「子供をお産に立ち会わせるなんて恐ろしいことようさせない」とか言われたりもしました。でも、上の子にとっても、朝起きたらお父さんお母さんがいなくて、突然生まれたばかりの赤ちゃんのところに連れて行かれるというよりは、たとえ寝ていても、生まれる場所に一緒にいるというのが大事だからと、「とにかく連れてきてちょうだい」といい続けて、だんだん家族立ち会いのケースが増えてきました。一九八六年に助産院をオープンして以来、一七年間助産師日誌をつけてますが、開院当初の「夫だけ」っていう記述から、徐々に「夫、長女」とか「夫、長男、長女、次女」、最近は「知人」まで立会人記録についているケースが増えてきました。

子供の立会人としての能力には感動することが多いです。お産のときにお父さんやお母さんがすごく必死になってる姿を覚えてるんですね。お父さんが泣いたりするのを見て、「男は泣いたらあかんっていっつも言うのに、お父さんなんで泣いてたんや？」って聞く子がいる。お父さんが「嬉しいときも泣くんや。お父さん嬉しかったから泣いたんや」って答えると、「ああ、嬉しいときにも泣いてええのか」って納得していましたね。あと、お母さんが甘えたり弱音はいたりするでしょ。そしたら「弱音をはいてもええねんなあ」って言う子もいます。「そうよ、痛いときには痛いって言ってもええのよ。もう駄目や思ったら駄目かもしれないって言っていいよ。そしたら誰かが助けてくれるのよ。お母さんたいへんな時にボクがいてくれたでしょ。だからお母さん嬉しかったんやで」って言うと、その子はすごく喜ぶんですよ。そういうふうに、子供たちが人間の喜怒哀楽を自

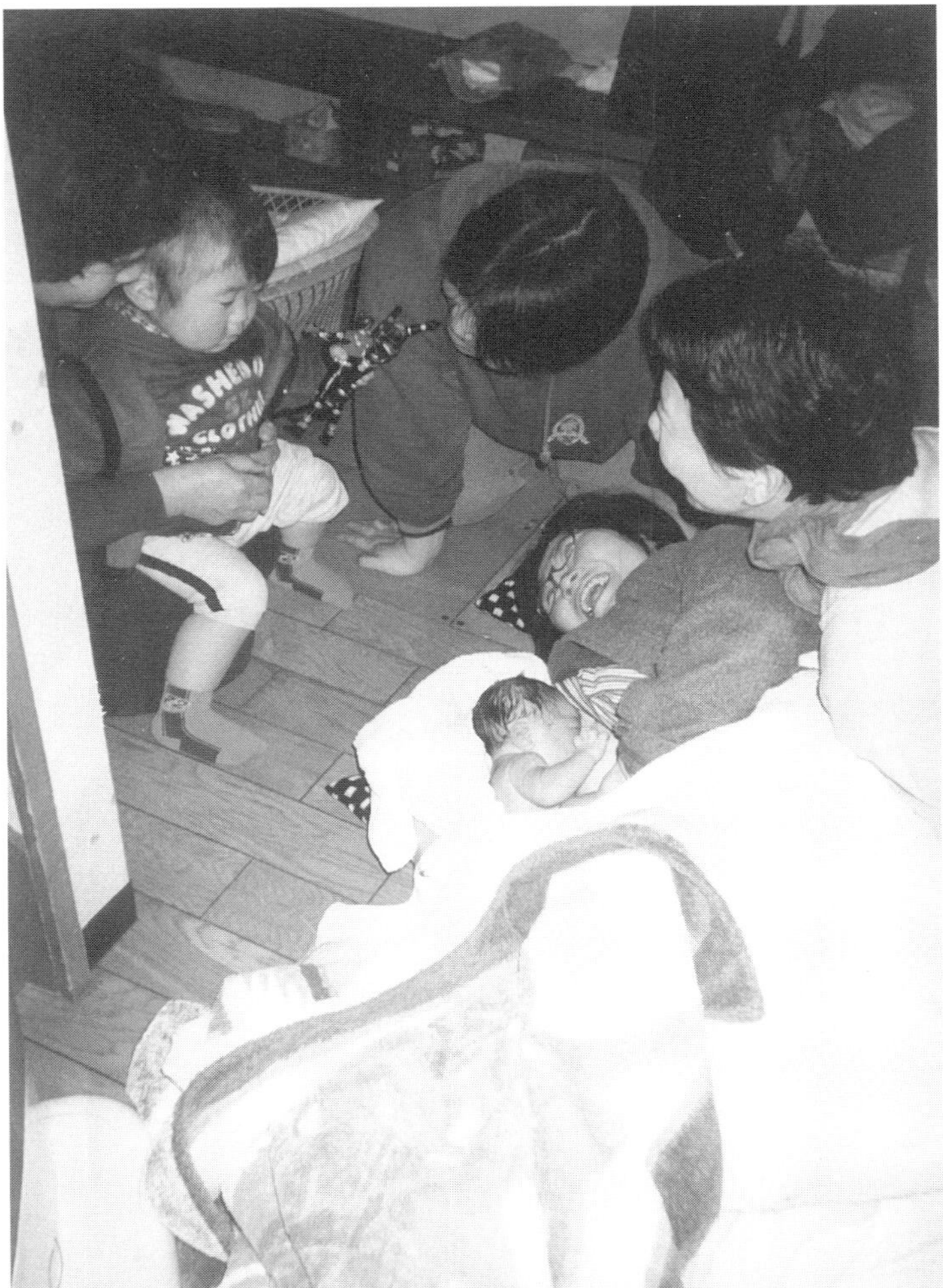

▲家族（実母、第１子、夫）に見守られて出産。無事元気な赤ちゃんを産み終えて赤ちゃんにおっぱいを含ませるお母さん（まだお臍はつながっています）

然に学習できる場なんです。家族立ち会い出産を始めたときは、そんなことまで考えてませんでしたが、それは私が学ばせてもらったことです。お母さん自身も、「もういやや」とか「あたしはこれ以上もうがんばれない」とか自分が言った場面を子供に見せることによって、その後の子育てが変わるんです。弱音をはかせてあげられる、弱さを受け入れてあげられる母親になるんですね。子供が弱音をはきたいときに、「そんなこといわないでがんばんなさい！」って叱咤激励し過ぎない。そんなふうに、お産って親子して学習できる大事な場だっていう気がします。

そういう経験で、家族出産を始めてほんとに良かったなって思いますし、家族出産は口コミで確実にどんどん増えていきました。それが目的でいらっしゃる方も多いです。もう今は、上の子がいる人はほぼ一〇〇パーセントです。

夫が「がんばって産みましたー」

家族でお産を経験したことで、みんなで力をあわせて子育てをしていくようになることが、目に見えて多いんです。お産というのは女性にとって肉体的にも精神的にも限界ギリギリの状態ですよね。その時にサポートしてもらえた経験が核にあると、その後も夫婦で助け合えるようになる。夫婦関係の根っこにすごく太いつながりができたような実感をもたれるようです。具体的におむつを替える回数が増えたとか、家事を手伝うようになったとかそういうものではなく、心の支えの部分で、「あの同じ空気を共有した」というのがものすごく大きい。出産に立ち会ったお父さんたちは、その後子供が熱を出した、うんちが出ない、というときにも主体的に関わるようになる。協力とか手伝いといった軽い言葉じゃなく、自分のこととしてしっかり子育てしているなあっていう気がします。出産を一緒に乗り越えると子育てにスムーズに入っていける。子供たちも同じように入っていくんです。一七年間で六〇〇人のお産を手伝わせて頂いて、それぐらい強い手ごたえを感じてます。

尊敬する先生がおっしゃったことですが、「助産師は黒子でいいんです。目立たず大事なことをしてあげる、妊婦さんに自分で健康を維持し、自分で無事出産したという実感を持たせてあげられることが大事」「自分たちで努力してこのお産を手に入れた」と思ってもらうことが大事だという言葉、ほんとにそのとおりだと思います。だから、お母さんが赤ちゃんを産んだ後で「ああ、左古さんそこにいてくれはったんやね」って言ってくれるときがものすごく嬉しいんです。私の姿が見えてないっていうのが。私たちはお産が上手に転がっていくように見守っているだけ。お産がすすめばすすむほど、私たちは無口になっていきますね。

自然分娩では、痛いけど気持ちいい、気持ちいいけどまた痛くなる、痛さと快適さが交互にくるような、そういう波にのってお産をされますから、ただ痛いだけとかただ辛かっただけとかじゃないですね。そういうシーンに立ち会われて、自分までお産してるような気分になられるのか、「がんばって産みましたー」って言わはったご主人もいらっしゃいます。「たかがお産で」って言う方もいらっしゃいますけど、更年期障害の相談なんかを受けていると、「あのお産が」っていう後悔を、二時間かけて吐き出される人もいるくらい、恨みつらみが噴き出す人がたくさんいます。「私は分娩台にあがったとき、これで私の女は終わったと思った」っておっしゃった方もいらっしゃいました。タオルもかけてくれない、叩かれる、怒られる、「へたくそ」と言われる、なんなんや、これは、こんな恥かしいめを受けて、って。その傷が更年期まで残ってるんです。そういうことを聞くのは、同じ女性として耐えられないことです。だから、私はお産の最中、「痛かったら痛いって言っていいよ」「投げ出したいよね」って言ってあげたいんですよ。

産み方は生き方、決めるのはあなた

あゆみ助産院は、「産み方は生き方、決めるのはあなた」っていうポリシーでお産に関わらせていただいてるんですが、こちらからいろいろ選択肢は出しても、決めるのはあなたですよと言ってますね。お産のときって、ひとの価値観や生き方がすごくでてくる場面なんです。だからその価値観をお産のときに更に活かすこともできるし、逆にがらっと変えることもできる。

生き方まで変わる人が実際結構いるんです。たとえば、二〇〇二年にお産をされた方のご主人は商社マンだったんですが、今はお百姓をなさってます。三人目を妊娠された奥さんが「最後だから今度は立ち会って欲しい、あゆみ助産院で家族出産で産みたい」って言ったところ、ご主人は仕事は休めないからと、最初あまり乗り気ではありませんでした。でも、出産のためのファミリークラスには毎回ご主人もきて、ほかに立ち会いを経験しているお父さんたちの話を聞いてだんだん気持ちがうごいたみたいですね。そしたら、赤ちゃんは見事にご主人が休みの日に生まれてきた。ものすごい難産で、普通経産婦さんなら子宮口が全開したら、三〇分から一時間で生まれるんですけど、その方は四時間かかったんです。生まれてみたらへその緒が首にまいていて、背中にはたすきがけ、手にまで握ってるっていう状態で、でも赤ちゃんはすごく元気。これでがんがんお産をすすめていたら、赤ちゃんの心音はどんどん落ち、すぐに帝王切開になるところでした。「陣痛が来た後、へその緒まいてるからゆっくり休憩頂戴って赤ちゃんがいってたのよ、だから陣痛もゆっくりだったのよ」っていったら、翌日お手紙下さったんです。「僕は今まで効率の良さだけ求めてずっと仕事をしてきましたが、あの子の生まれ方を見ていたら、働き方を変えなきゃいけないんじゃないかと思いました。かかる時間は必要な時間なんや、必要な時間ってあるんやなあ、と。」お産のときにそんなことがあって、お正月には「百姓見習いします」っていう年賀状をいただきました。そういう風に、赤ちゃんの生まれ方によって、その後の人生変わる人もいます。

ご夫婦でこの近くに有機農産物の八百屋さんを開店した人もいます。この助産院の食材はすべて無農薬有機栽培のもので、あゆみ助産院では食の指導もしています。出産時、いいものを食べるようになってどんどん元気になった経験から、出産後、自分たちでも開業しようってことになったそうです。今では彼らも助産院に食材をいれてくれる三軒のうちの一つです。

地域が変わる

そんなふうにお産を丁寧にすすめていくと、お産後もやっぱりここにみなさん来て下さいます。ここで出産された方たちがリーダーになって、子育てのサークルや思春期相談、性の学習会をやってくれたりしているんです。あゆみ助産院としては、ここで出産した方だけじゃなく、出産は他でするけど、妊婦の勉強会やヨガにきたいという方、それからよそで生まれたお子さんとそのお母さんにもあらゆる活動にどんどん来て頂いています。そういう形で、地域の拠点になってます。そうすると、地域の人達があの建物の中でなにが行われてるのかってことをわかってきてくれるんです。商店街の人達が「ああ、今日は木曜やから赤ちゃんが行かはんねんな」、「あ、男の人が入っていかはる。性の学習会や」、そんな感じで。私が子供のとき、田舎で「ああ、お産婆さんが自転車で走っていかはるわ」って思っていたのと同じように、商店街の人達が「あゆみ助産院の左古さん」って声かけて下さって、地域の住民としてのお付き合いをしてくださるので、受け入れられているっていう実感がすごくありますね。ここでお産する人達はこの商店街で買い物する人も多いので、他の地域よりも自然食をあつかうお店が多いし、繁盛してます。助産院があるっていうことで、そういうお店がどんどん活気付きます。

「見える関係でいられる」開業助産師のよろこび

助産院を始めてからは、一人一人の妊婦さんと妊娠のスタートからずっと関わっているので、全員の名前と赤ちゃんの名前まで、六〇〇人全部覚えてます。それに対して、以前勤めていた病院などでは九八〇人のお産を手伝いましたが、申し訳ないことに、かなりお産の重かった人しか覚えていないんです。お産のときだけ一部の役割をふりあてられるように動いて、妊婦さんをひとりの人間として扱えないことがすごく辛かった。システムとして動かざるを得ない病院では、個人の努力はほんとに難しい。

いま、助産院は、私のほかパートの助産師さんが三人、栄養士さんと調理の方一人ずつ、受付事務の人が一人の計七人でやっています。赤字にはなっていませんが、もうけているわけでもありません。というより、もうけるつもりもないんです。それよりも、病院でみたどんな助産師さんや栄養士さん、受付の人より、みんないきいき働いてくれるのが嬉しい。病院勤めをやめてここに来た当初、青い顔をしていた人達が、ここで働くようになって時間がたてばたつほど、みんなどんどん元気になるんです。お金の面では安いですが、働き方にも工夫してます。お産が長引けばつきあうことはありますが、基本的には曜日ごとに担当をふりわけて、めりはりのある働き方といい食べ物をとることで、健康的になってますね。

この助産院は、土地・建物・備品で多額のお金を銀行から借りてたちあげました。医師には開業補助という制度があるのに、助産師にはないということに、すごく疑問を感じますが、あと一〇年でその返済も終わりますね。スタートの頃は借金が返せるかどうか不安で寝られませんでしたけど、開院して半年でお産があっという間に口コミで一月に五、六人に増え、なんとかやっていけるかと思えました。開院前、自宅出産のお手伝いをしているときに、自宅を開放してやっていた妊婦さんや赤ちゃんの集まりを新聞報道してもらったりという積み重ねもあったので、スムーズにいったのだと思います。

病院の分娩室で働いていた時は、地域に戻られた後の赤ちゃんやお母さんの姿は見えなかったのですが、こういう風に活動していると、お母さんが妊婦さんのときから出産、そしてその後赤ちゃんが大きくなる姿をずっと間近で見ていられる。変化と経過がみられること。必要なときにアドバイスできて、それがいかされる様子を目にできること。それは助産師としてものすごい喜びです。病院での出産が一般化して、効率・効果が追求される中で、助産師の喜びも減ったけれどもお母さんの喜びも減ってしまった。「見える関係でいられる」というのが開業の良さですね。助産師学校は、実習で開業のモデルを見せるべきだと思います。

開業を目指す人は、いっぺんに欲張らなくていい。訪問活動から始めたらいいと思うんです。出張開業という手続きをすれば、その日から、助産師活動のすべて――思春期相談から更年期相談までのヘルスケア、妊婦さんや赤ちゃんの検診、おっぱいマッサージまで全部ができます。新生児訪問やおっぱいマッサージはだいたい一件四、五千円、自宅分娩は三七、八万円と決まってますから、開業してもなんとか生活していける。そういうことから始めて、それでお金が貯まれば、その後に建物のことは考えればいい。私に開業相談してくる人にはそういうふうに言ってます。今度は私が保証人になってあげるから、って。そうやって開業した人が、京都、奈良、岐阜に各一軒あります。助産師さんの開業がまだまだ少ないため、モデルケースが見えにくく不安に思われるかもしれませんが、若い人達にはパイオニア精神をもって、開業に挑戦して欲しいと思います。

海外にひろがる助産師活動

一九九八年から毎年助産院がお休みになる夏の一月半だけ三年間、ＪＩＣＡの「家族計画・母子保健プロジェクト」の一員としてブラジルのセアラ州にいきました。ブラジルは一九七〇年代から急激にアメリカの医療が導入されて、帝王切開率が世界一になったんです。その過程で、ブラジルの伝統的な産婆さん「パルテーラ」は、資格をもたないものとして排除されてしまったんですが、代わって出産介助をする医師や看護師の数が圧倒的に少なかったために、妊産婦や乳児の死亡率が高くなってしまった。そこで一九九五年に、「自然なお産を取り戻そう」という五年間のプロジェクトが立上がりました。ブラジルの人々は、病院から自立して、素手でお母さんたちのケアができる人達ということで、日本の開業助産師をモデルとして目指したんです。現地では、実践者である准看護師さんのトレーニング・コースで、実技のアドバイスや「助産」の理念をわかりやすく伝える活動をしました。そのほか、あゆみ助産院ではブラジルからの研修生も受け入れています。受け入れ始めた九五年当初は行政の看護職、小児科や産科の医師が中心でしたが、そのうち現場の看護職が主体になり、今年は助産師をめざすというポリシーをはっきり持った人達が来られました。

このプロジェクトの結果、今ブラジルは日本よりも急速に自然分娩が増えてます。助産院も日本より増えそうな勢いです。ブラジルの勢いに負けないくらい、日本でも開業助産師の数が増え、海外の助産師との交流も盛んになっていけば、と思っています。

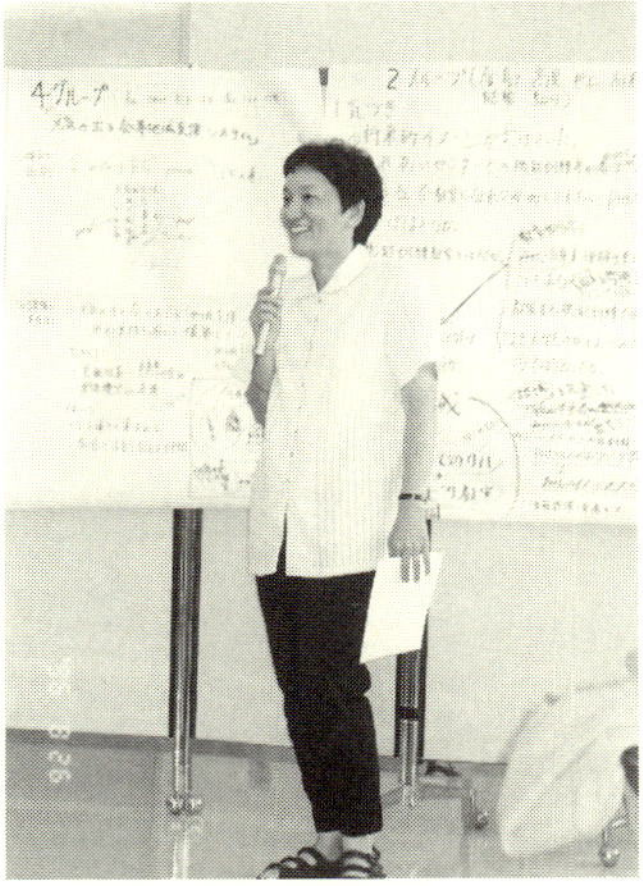

井伊さんは横浜での保健師経験を経て、今は大学で保健師の仕事について教えている。95年の阪神淡路大震災を体験してからは、教育のかたわら、ボランティアとして仮設住宅を訪問して被災者を支援する活動をはじめ、災害援助の研究を深めてきた。

常に実践ありきで研究を進めていく彼女の姿勢には学ぶべきことが多い。その姿を通じ、同じ看護職でも保健師という、地域での予防活動を中心に活躍する看護職の姿をイメージしてもらえればと思う。

【保健師】

5　現実を変えていける保健師の実践とは

兵庫県立大学看護学部　井伊久美子

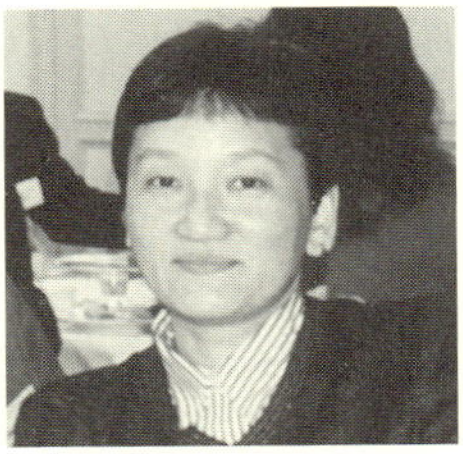

いい・くみこ　一九五七年生。神奈川県立看護大学校卒業後、日赤医療センター、横浜市保健所、国立公衆衛生院を経て、現在、公益社団法人日本看護協会専務理事。著書には『住民の主体的組織活動の展開』『地域看護学講座④グループ組織化活動』『いのちの地域ケア』がある。

保健師は、住民が自らの問題を解決しようと取り組むことを助け、同時にそれができるよう地域の条件づくりをし、時には行政施策に反映する公的責任を志向する看護専門職です。

保健師として地域で出会う住民は、何らかの健康上のリスクにさらされていたり、実際困難を抱えている人が少なくありません。そうした人々に必要な情報やケアを提供したり、励まし支える関わりをします。同時に取り巻く周囲の状況にも目を向け「こうなるといいなあ」→「やってみよう」→「でも一人ではできないから、いろいろな人と助け合おう」と個々の人々が力を発揮できるよう条件をつくりあげていく活動を進めます。

私はおしきせのリハビリ教室の枠を越えて、地域の中で作業所をつくっていく活動をしました。その時、やってみようよと声を上げて周りに呼びかけると、情報を持っている人や特技のある人、そしてすでにその経験をした人などいろいろな人が来てくれました。多様な人が集まると意見の相違やぶつかり合いもあります。けれども人々の力が合わさって、1＋1が2以上の驚くほどのパワーを発揮します。そして、まったく何もなかったところから、活動を始める時には想像もしなかった展開がありました。保健師は住民とともに取り組むことで、その状況を変えていくことができるのです。

おしきせの活動への疑問

私が横浜市の保健所に保健師として勤め始めた年、老人保健法で定められたリハビリ教室が開始されました。保健師の間では当初、月一回のリハビリに疑問の声がありました。それは脳卒中の後遺症に対して月一回の、しかも専門的な個人訓練ではなく集団で主に保健師が運営するものでした。

血圧測定に体操、レクリエーションとしてちぎり絵。それでリハビリテーションになるのか？　この事業の目的は一体何なのか？

リハビリ教室は参加者も定着し、家族の助けを借りてかなり身体が不自由な人も参加するなど、一見順調でした。しかし、参加者に教室で何がしたいかを聞いても誰も要望を出しません。「保健師さんの良いように」です。月一回のたった二時間の教室でやれることはしれています。実際、ちぎり絵でも半分は保健師が手伝って形ばかりのできあがりということも少なくありませんでした。この教室はこれで本当に役に立っているのかなあ、毎回出席の人が多いけれど、参加者は楽しいのかなあと漠然と思っていました。

作業所づくりのきっかけ

私が担当していたN地区のリハビリ教室は、保健所に来るには遠すぎる地区の人への出張サービスとして始まりました。N地区は四〇代、五〇代の比較的若い参加者が多い地域でした。そこである参加者から、電動車いすを購入したが、段差があって郵便局にも入れない、せっかく購入したのに残念だという声がありました。これをきっかけに教室の内容はちぎり絵などのちょっとした手作業やレクリエーションから、歩道橋の手すり問題や障害者施設の利用など、教室の外へ広がっていきました。そしてリハビリ教室のメンバーで横浜博覧会に出かけたり、区内の障害者施設での入浴

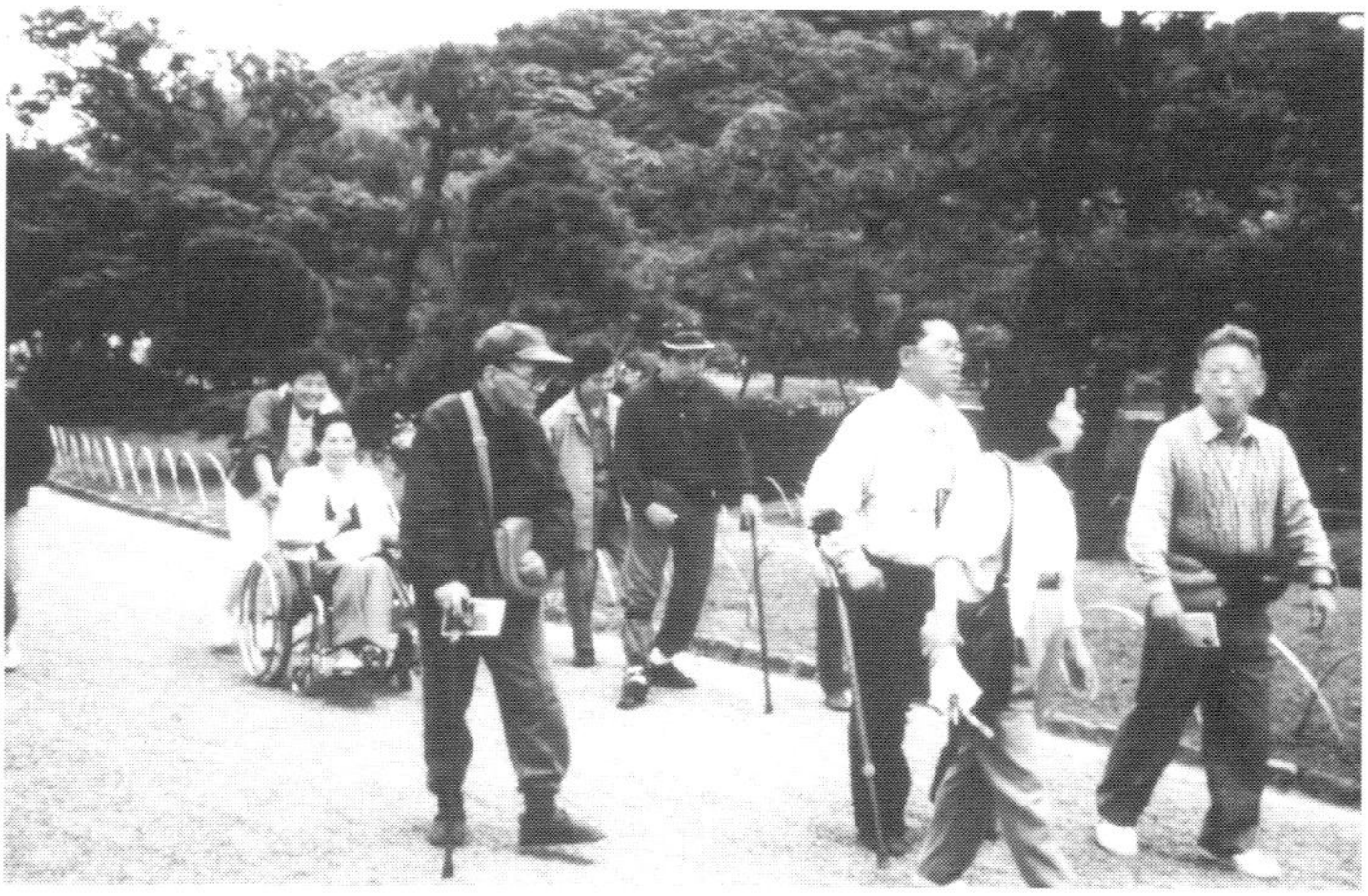

▲「リハビリ教室」参加者による日帰りバスハイクの１コマ
（左側で車椅子を押しているのが筆者）

を計画するようになりました。さらに市外の保養施設に一泊旅行に出かけ、県外の一泊旅行も実現していきました。おしきせの活動からの変革でした。このような活動に対して、障害者にいちいち希望を聞いていたらきりがない、という反対意見もありました。けれども、「発症してから何年も出かける先はと言えば病院だけ」「子供が結婚してこれからは夫婦で旅行でもと思っていた矢先の発症でそれ以来旅行はあきらめていた」と言う参加者の希望を一つ一つ実現していくことは、そのプロセスそのものがリハビリテーションじゃないかなと考えていました。なにより参加者が自由に生き生きとして来ていましたし、私も次は何をしようかとワクワクしていました。もちろんできるかどうかいつもハラハラしていましたが。

そんなときにTさんのご主人からの要望があ

りました。Tさんは五〇代の主婦ですが、脳出血で右半身麻痺と重度の言語障害でした。動作も不安定で生活行動でもかなり介助が必要な状況でした。ご主人は「このような障害を理解してくれて、本人の好きなようにゆったり過ごせて、毎日でも行ける場は無いでしょうか？　送り迎えは自分ができます。でも彼女の年齢で痴呆の高齢者と一緒にお遊戯のようなことはさせたくないのです」という要望をおっしゃいました。保健師としては「そんなこと言われたって……、困る。この地域にはそんな場は無い。いや全国でも無いんじゃないか」と苦しいところです。でも確かにこのような希望はTさんだけではありませんでした。これまでにもリハビリ教室にさそっても来ない五〇代の障害者はたくさんいました。その人たちも同様の希望を持っていたはずです。それが証拠に保健師の呼びかけで有志が集まりました。第一回の会合ではそういうことに関心がある五〇、六〇代の障害者八名の参加がありました。そして一人一人希望を出し合い「毎日でも行ける場」があれば良いということになりました。その一つの方法としての作業所づくりが始まったのです。

希望の実現に向けて

横浜市で初めての脳卒中等の後遺症による半身麻痺や失語症の中途障害者の作業所「根っこの会」が開所したのは、第一回の会合から一年後でした。

どんな地域でも、またどんな障害の場合でも、何もないところから場所を探し、仕事を探し、補助金を得て安定した運営にたどり着くまでは大変な苦労が付き物です。残念ながらそれが日本の現実です。目抜き通りの真ん中に作業所があるのでは町のイメージがダウンするという意見や、高齢者でしかも障害を持っている人が集まって火でも出されたらかなわない、という声の中での場所探し仕事探しでした。

市役所に補助金のお願いに行くときには、保健師ではなくご本人たちが活動の説明をすることが求められます。どの順番で誰が発言するか、質問を想定して答えられるよう予行演習をしたこともありました。私は訪問の間に作業を手伝い、また次の訪問をしてきて、後片づけをして、お願い文の検討をしたりしました。有志で参加してくださったボランティアとの打ち合わせも連日夜八時九時という状況でした。それでも保健師集団として出来ることを話し合い、時には作業所の仕事の一つとしてやっていた一本六〇銭のボールペンの組み立ての手直しを一晩かかって作業したこともありました。作業所活動として社会的にも自立してやっていけるという実績をつくるには、一定の収入を得る必要があったのです。保健師はそんなこともするのかと思われるかもしれませんが、活動を進めるためには何でもやるという構えでした。

脳卒中になっても捨てたもんじゃない

私には確信めいたものがありました。彼らは口に出さないだけで、希望はあるのです。作業所が出来たら、必ず多くの人が集まってくると思っていました。でも場所探しなどなかなかうまくいかないときにたぶん一番くじけそうだったのは保健師で、半身麻痺や言語の障害を持っているご本人たちに逆に励まされてやれたなあと思っています。そして、活動が進み形が出来ていく中で、「ちょっと稼げて、孫に小遣いくらい渡せて、たまには皆で旅行に行ける。脳卒中になっても捨てたもんじゃないと思える地域にしていこう」という目的がだんだんはっきりしてきていました。

「根っこの会」には開所した後も担当保健師を設定し、関わり続け、活動が安定していきました。利用者は病院の受診もきちんとしますし、自分の生活リズムをよく考えて行動するなど健康管理が本当に良くなりました。はつらつとしています。そして、交通事故で全身麻痺になった一〇代の障害者を受け入れることもしました。自分のことで精一杯だと思っていた障害者が、他の人の世話をするというのです。活動を始めた当初は想像もしていませんでした。住民はたとえ重い障害を持っていても、本来力を持った存在であると思います。条件により力を発揮出来ないでいるのです。

私は地域共同作業所はただ集まるだけで終わらせてはいけないと思っていました。作業所は単に作業をする場ではありません。地域の拠点としての活動が大切です。けれどもまずは、このような場所が横浜市でたった一つではなくもっともっと数が必要だと思っていました。「根っこの会」スタートの二年後、役所の機構改革があり、それを機会に当時の本庁の保健師が活動のための要項をつくり大きい予算を獲得し、市内に広げていく方向付けをしました。根っこの会の活動内容も画一的な内職仕事から一人一人に適した革細工や織物など、豊かなものに変化しました。

行政が動くということは大きい保障を得ることになるということと、〝現在あるサービスや事業は最大限使い、無いものはつくる〟ために、保健師が行政に位置付いて仕事をする意味を実感しました。

個別援助の限界

通常、保健師になって二、三年するといわゆる困難ケースでもうまく対応でき、援助関係が作れるようになります。その人の抱えている問題がちょっとやそっとじゃ解決しないという意味で困難であったり、援助の受け入れがスムーズにいかないという意味で困難な事例です。私にとっては次の二例がそうでした。

Ｋさんは統合失調症の五〇代後半の一人暮らしの女性でした。家庭訪問を始めて「とにかく一緒にお茶を飲んでほしい」という彼女の要望で、足の踏み場もない散らかり放題の部屋で話を聞くうちに、二〇代で統合失調症を発症し、服薬しながら自分なりにコントロールしてきたこと、三〇代で結婚し、調理師のご主人と今のマンションを買い、安定した暮らしだったこと、五年ほど前にご主人が癌で亡くなり、その後一人暮らしの中で生活リズムが狂い持病の糖尿病が悪化してきたことがわかってきました。訪問時に簡易血糖測定器で測ると、血糖値は三〇〇を越えていました。また、ご主人を亡くした後のこの人の生活の寂しさがわかってきました。彼女には時々食事の相談に乗るということで保健所に立ち寄ってもらっていました。ほんの一〇数分話して帰ります。生活状況も相変わらずで血糖値も下がりませんでしたが、週に二、三回立ち寄るようになりました。そして、糖尿病コントロールのための入院を勧めていきました。入院中はコントロールでき血糖値も正常範囲に下がります。しかし、退院して少したつとまた元に戻ります。この繰り返しの後、Ｋさんは私の長期の研修中に自宅で一人で亡くなってしまいました。

一歳九ヶ月のＴ君は自閉症と言われていました。発語はまったくありません。お母さんとほんの少しコミュニケーションがとれることもあるという状態です。二〇歳のお母さんは、長い髪は真っ赤で育児に熱心とはとても見えません。健診時に保健指導を拒否したということで訪問になりました。何回かの訪問でＴ君の言葉のことをとても心配しており、親戚からもしょっちゅうＴ君の言葉はまだかと言われてイライラするということを話すようになり、私の薦めで集団教室に参加することを決めました。化粧も控えめになりマニキュアもとり、毎回お弁当もつくって参加していました。Ｔ君が二歳になった頃、第二子を妊娠しましたが、第二子は双胎でした。Ｔ君は未だ発語はなく、すぐどこかにいなくなってしまう状態です。お母さんは疲れた様子で血圧は上がり浮腫が出て、心配だから病院を紹介するという連絡が主治医から保健所に入りました。ところが、まもなく妊娠九ヶ月というとき、突然引っ越すと言ってきました。しかも三日後だと言います。大ピンチです。もし引っ越しの影響で早く出産した場合、相当のリスクが予想されます。障害の子供をさらに抱えることになることも考えられます。引っ越しを延ばすよう説得しましたが、もう変更できないということでした。仕方ない、と引っ越し当日、私は自分の夫にも頼んで一緒に引っ越しの手伝いにいきました。日曜日の朝九時に家に行くと、準備は何もできていませんでした。大きなおなかで引っ越し作業は思った以上にしんどかったのでしょう。わざわざ来てくれなくても良かったと言いながら、でも、押入の中、台所の細々としたものの箱詰めなどを手伝わせてくれ、友達に車を借りに行っていた夫が帰ってくる頃には、一荷物出来ました。夕方までかかりましたが、何とか引っ越しは無事終わりました。その後は私の保健所管轄外になったので、関わりはそれまでです。

私はKさんについては、今頃どこで何を食べているとか、今日はたぶん受診しているなど、彼女の行動を把握でき、少しずつでも関わり彼女も安定している様子から、我ながら良くやっている、まあ保健師としてはがんばっている方だと思っていました。T君のお母さんからも後からお礼を言われたりして、私の関わりは良い線行っていると自分で納得していました。けれども、Kさんは自分の居場所を求めていろいろなところを徘徊していたわけですが、結局、最後まで行き場を見つけられずに終わってしまいました。T君のお母さんは双子の赤ちゃんを無事出産しましたが、たまたま助かったのであって、このような危機を支えるサポートシステムがこの地域には無かったということが言えると思います。

こうした事例は、個々の方々への個別のアプローチだけでは決して十分ではないということを私に突きつけていました。保健師である私とKさんやT君のお母さんとの関係はつくれても、それだけでは問題は解決しない、援助としては限界でした。

けれども、今度また同じような状況の方を担当したとしたら……。今以上のことができるだろうか？　否です。ではどうしておけば良いか、そしてそれができるようになるには自分がどんな力を付ければ良いか考えました。

現実を変えていける保健師の力量とは

そこで国立公衆衛生院一年コースに進学したことをきっかけに、介護問題に取り組み、住民が自ら問題を解決していけるように支えるしくみづくりについて学びました。

介護の問題は暮らしの問題で、その暮らしを長年意識しないで続けていく中で、本人が自覚しないうちに健康問題が起こってくるということがその特徴です。そして、介護者の負担は単に「介護が大変」ということではなくて確実にその次の問題につながっていきます。介護者の会に参加したYさんは、一七年間介護を続けていました。「若い嫁も手伝ってくれるので」と言いながら、痴呆のおばあさんが夜中に動き回るので夜眠れないことがもう何年も続いており、睡眠剤が手放せません。医師からは肝機能が悪くなっているとも言われていました。Yさんは六〇代で、痴呆のおばあさんは九〇歳です。でも農家の嫁は皆こうですと言い、おばあさんが呆けたことについても「この上のおばあさんも呆けました。だからびっくりしたけどやはりと思いました。この辺じゃ夫を戦争で亡くして、女手一つで農家を切り盛りして子供を育てて姑をみて、それから呆けるって人が多いんです」そういえば、リハビリ教室に参加している人の中にも夫の介護を終えた後、今度は自分が倒れたという人が一人や二人ではなかった。こういう悪循環を断ち切らないといけないんだ！　個別に訪問して、保健師の今できる範囲で頻回に血圧測定をして、介護をがんばるように励ましたところで何の解決にもなりません。当時、保健医療福祉の連携が強調され始めていましたが、介護者の立場からすると、老人のお世話をするということと自分自身の健康問題は福祉問題と保健問題に切り離せることではないのです。介護問題を単に「介護の方法」「高齢者への接し方」と捉えるのではなく、こういう問題を起こさない方向付けと、そのためのしくみを地域の中につくるということが、まさに予防活動であり、保健師の仕事なのです。

家で介護をしている人の多くは自分も血圧が高かったりするのですが、それを当たり前だと思わず、また、個人の問題を解決するために地域の中のしくみづくりを前提にすると、保健師も含めた関係機関がお互いの連携無く動いていることや、例えば介護者の健康問題を課題として取り上げる場が地域に無いことなどが見えてきました。Ｙさんのような方を二〇例以上も見ていくと、さらにそれがはっきりしてきました。このままだと次の介護者もまた同じ経験を繰り返すのです。

国立公衆衛生院での一年では、地域のこうした実態から活動を始めること、私たち保健師が扱うのは対処療法的な個人的問題ではなくて、予防的社会的な問題であること、そして当事者自身（このときは介護者）に自分の置かれている状況を見えるようにすることを徹底的に学びました。

住民が発信する活動を目指して

国立公衆衛生院を修了後、私はまた横浜市に戻ることが出来、介護者の活動を起こしていきました。最初はたった四人の介護者の集まりから始まりました。各々の介護者が自分が経験していることやその時々の気持ちを語り合い、時にはこれまでに入院した老人病院の実態を出し合い資料にしたりもしました。毎回介護のグチや自分の思いを言い合う中で、お互いに他の人の知恵をかりたり、制度やサービスの使い方を学び、それが不十分である状況も理解していきました。もちろん私自身も介護者の方々が語る中からずいぶん多くのことを学びました。在宅介護は個々の家の中で行われることです。家の内で起きていることをそうそう誰にでも話せるものではありません。専門職と言いながら、外から見ているだけでは、介護の具体的なことはよくわかっていなかったなあと思うことがしばしばでした。「ヘルパーは頼みたいけど散らかった家の中を他人に見られるのは嫌」という介護者の本音を知ったこともその一つです。

二年経る頃には、他の地区にも介護者のつどいができ、つどい同士の交流会も開催しました。そして最初の四人の集まりは、「ぶどうの会」として三年後に会員約一六〇名の介護を考える会に発展したのです。「この地域の介護者に対して必要な情報提供をし、気持ちを支える」「地域の人々に介護の実態を知らせる」「行政や関係機関には自分たちではできないことを提言していく」という三つの目的を設定し、活動としては、会報の発行・介護関連施設リサーチ・痴呆老人徘徊ネットワーク・介護者リフレッシュ事業などを行ってきています。現在は会員数も五〇〇人を越えている存在感のある会として地域に根付いてきました。一番良かったことはこの地域の在宅ケアについて検討する「地域ケア調整会議」の一員として介護者の会を入れてもらったことです。地域の中で介護問題を解決していく方向付けをするしくみに介護者がしっかり位置付きました。痴呆老人徘徊ネットワークや介護者のリフレッシュ事業も介護者の会として提案し、行政でも検討され事業化されました。

当初、介護者を集めてもグチばかりでどうしようもない、それよりもボランティア活動を推進する方が効率的だという意見もありました。けれどもその問題の本当のところをわかっているのは当事者です。この人たちに力を発揮してもらって初めて問題の本質が明らかになりますし、解決の糸口が見えてくるのだと思います。それを支援した介護者の組織化でした。

災害時の被災者を支える活動

阪神淡路大震災は、私が兵庫県立看護大学の教員としての二年目の冬に起こりました。すべての人にとってそうであったと思いますが、あらゆる想定を超えた、そして個々の力量を遥かに越えたとんでもない出来事でした。

震災一週後の避難所で、親戚らしい人が妻が寝たきりの老夫婦を車に乗せることのお手伝いが私にとって最初の支援活動でした。図書館のトイレの近くの床に、新聞紙だけ敷いて数日過ごしたということで、二人とも憔悴しきっていました。ワゴン車を見送りながら散乱した新聞紙を片づけ、「地震が無かったらヘルパーや訪問看護師が尋ねてくるような、けれども平穏な二人の生活が続けられていたのだろうな」と生活が壊れてしまったという感じに自分も呆然としていました。私だけでなく関わったほとんどすべての人々が自分の無力を感じたと思います。避難所を巡回して血圧を測ったところで、何も解決していかないのです。しかしながら、避難所でも、仮設住宅でも、復興までの仮の生活で、ともすれば崩れそうな健康状態をせめて維持することの手助けをすることが、本当に必要だったと今でも思います。時には被災された方々から怒りをぶつけられて厭になりそうになりましたが。

震災当日は当然のことですが、これは長期になると直感し、予想通り私はこの後約四年間、被災地に関わりました。押し掛けボランティアで保健所に出向き、始めの数ヶ月は避難所に出かけ、次は仮設住宅の支援に入りました。神戸市西区内に三万戸近く建設された仮設住宅の健康調査のお手伝いからスタートし、見知らぬ人同士のコミュニティーの機能を急いでつくるための自治会活動の支援をしました。半年くらいたつと自力で立て直せる人は仮設住宅を後にしていきました。しかし、中には後に残る人たちを気遣い、すでに自分の家はあるのに仮設を出ることが出来ない人が出てきました。立ち直れるところから立ち直るというのが災害後復興の原則です。被災者同士で足を引っ張り合うようなことがあってはなりません。後に残る人々の中には自力での立ち直りが困難な方が多くいました。高齢の独居の人や障害がある人などです。そこで、有志の看護師の方々を組織しボランティア看護師の活動を始めました。五百世帯ほどの仮設住宅を二名の看護師で担当し、週一回の家庭訪問と月一回の健康相談を実施しました。初めて家庭訪問をする看護師の方もいたので、月一回大学でカンファレンスを持ちました。これは二年間続けました。仮設住宅には様々な職種が関わりましたが、入れ替わり立ち替わりただ通り過ぎるようなやり方に批判が出ていた頃でした。固定した担当看護師が定期的に仮設住宅を回ることは、住民に安心感を与え、歓迎されました。仮の住まいでこの先どうなるか不安な中でも、気兼ねなく健康上の相談ができたり、話を聞いてもらうことで安心でき「なんとかやっていける」という気持ちを支える条件をつくることで、仮設住宅から恒久住宅へ移行していきました。仮設住宅で関わった方々からは、活動が終了して三年たっても、電話やはがきをいただいたりしています。

小さな親切、大きなお世話

保健師の仕事は「小さな親切大きなお世話」と揶揄されることもしばしばです。普段の活動でもそうだと思いますが、特に災害後の避難所や仮設住宅では、一人一人声をかけていくことが大切でした。ある仮設住宅では、家の中から窓や戸に段ボールを貼り付け、訪問しても応答がない部屋がありました。訪ねたことを知らせるメモを残し、何度か訪問する内に返事をするようになり、中に入れてくれるようになった人がいます。震災で仕事を無くし、体調も崩し、食事もとったりとらなかったりで精神的にもすっかり参っていたということでした。このまま放っておいたらどうなっていたでしょう。

プライバシーの保護とか、守秘義務とか、契約とか、個人のお宅に介入するには越えなくてはならないハードルがあることはもっともなことです。しかし、本人からの申し出が無いからと言って、放っておいて良いでしょうか？　そこに困難を抱えているとわかっている人がいるのに……。けっしていつでも土足で踏み込んで行って良いなどと言っているわけではありません。でもやはり、放っておけませんよね。

疑問から始まる

保健師として地域で活動を起こしていくとき、私の中で最も大切だと思っていることは、ある介護者の言葉です。「私たち住民は保健師に相談するとき、その時その時必死で、しかも混乱していて、自分でも何が必要かわからない状態です。だから相談に行っているのです。それなのに、中には何が必要かはっきりしたらまた来てくださいと言う保健師がいるんですよ。保健師は私たちとは違ってプロなのだから、今何が必要なのか話を聞いてほしいし、そこから見抜いてほしい」。しかし、見抜くためにはその力量が問われます。自分自身が「まあこんなもんだ」と目の前の状況に埋没して何の疑問も持っていなければ、何も見えてきません。例えば介護問題の場合、介護は順繰りだから、多少体を悪くしても主婦だったらやるものだ、という見方では、介護者を励まし続けて共倒れさせてしまうのです。

「この状況がおかしいのではないか」という疑問が活動の始まりです。私は活動の形からではなく、いつも自分の疑問から活動を始めてきました。疑問はすぐには解けません。疑問が解けるまでには長い曖昧な時間を過ごさなくてはいけません。でも住民の皆さん始め、周囲の方々と関わっていくうちに、その疑問がだんだん解けてくることを楽しいと感じてやってこれました。それはラッキーなことだと思っています。

現在は地域をベースに糖尿病予防活動に関わっています。今や糖尿病は国民医療費を押し上げている深刻な疾患であり、大きい社会問題になりつつあります。保健師の仕事にはいつもその時の社会的な課題が反映されます。そして問題を未然に防ぐ、つまり予防活動を起こして行くことが求められます。

これは私にとっては以前からの疑問への挑戦です。病院で糖尿病の食事指導をしていた頃、脳梗塞の直後は食事療法を頑張り、優等生だった人でも、一年後には食習慣を元に戻してしまう様子から、個人だけで健康維持の努力を続ける難しさを痛感していたのです。

いったいどうすれば食習慣を変えられて、それを継続できるのか、そうできるしくみづくりが地域で可能なのか？　本当にそんなことが出来るのか？　何しろやってみようと思っています。

保健師の活動はけっして華々しい物ではなく、ごく普通の人々の生活を守る仕事です。ですが、保健師は人々にとって不可欠の存在だと思っています。地域での活動は多様で、一つとして同じ活動はなく、すべてが応用問題です。そして何が起こるかわからない不安と何かが起こる楽しみがあります。このプロセスがおもしろいのです。

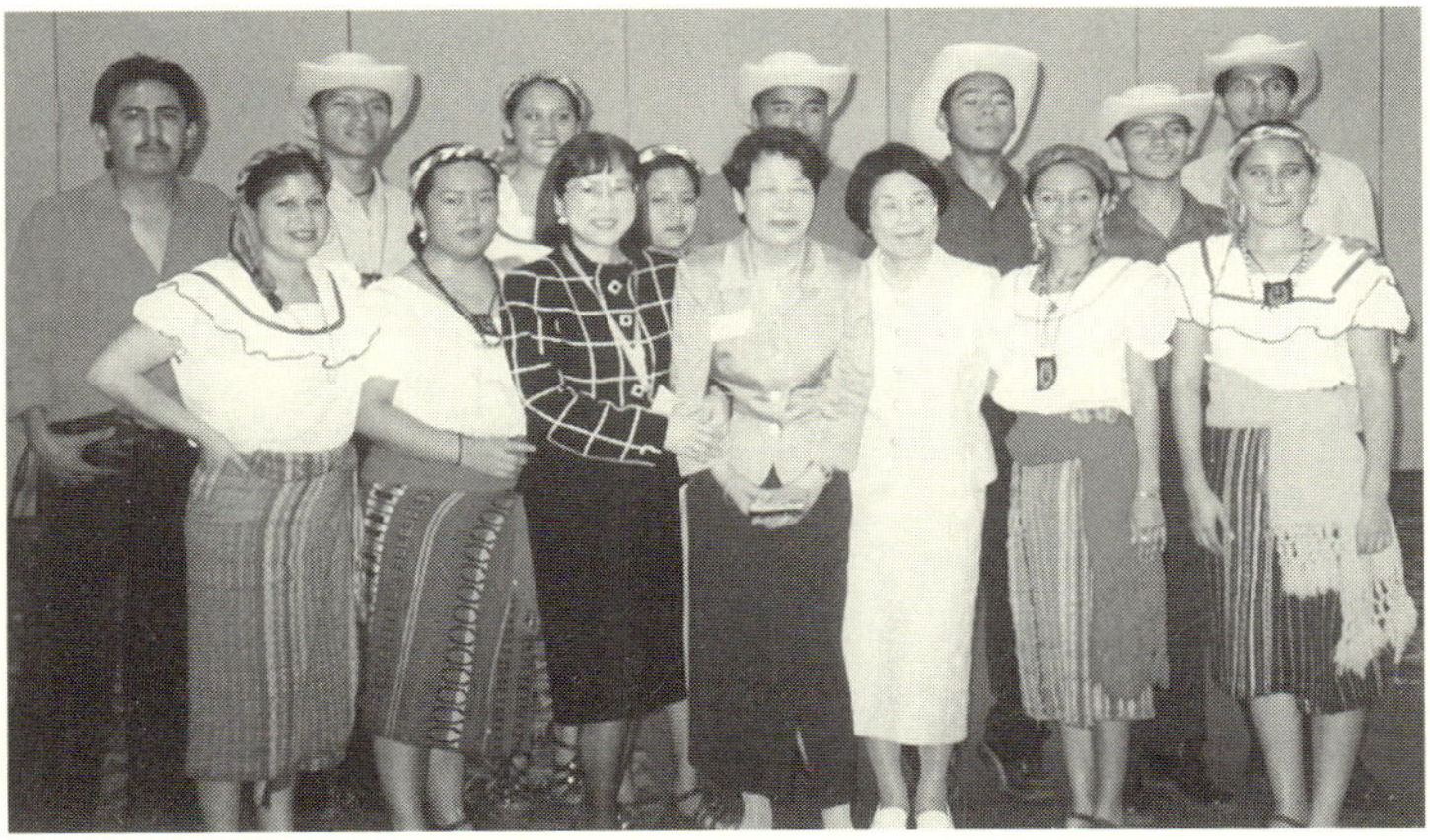

小川さん（前列左から3人め）は、JICAの派遣専門家として海外で看護教育やそのシステムを改善していく支援をしてきたベテランである。私が彼女を深く意識したのは、エルサルバドルに看護教育支援の締結に出かけたときである。彼女はその一年程前から事前調査に入っていたが、その間に、厚生大臣のみならず、現地看護界のリーダーたちの絶大な信頼を得ていた。当事者たちの誇りを大切にし、当事者の力でその国の看護教育を向上させていくよう促した活動の基盤作りが彼らに高く評価されていたのである。

【国際看護技術協力】

6　異文化を知ることで看護が見える

JICA派遣専門家　小川正子

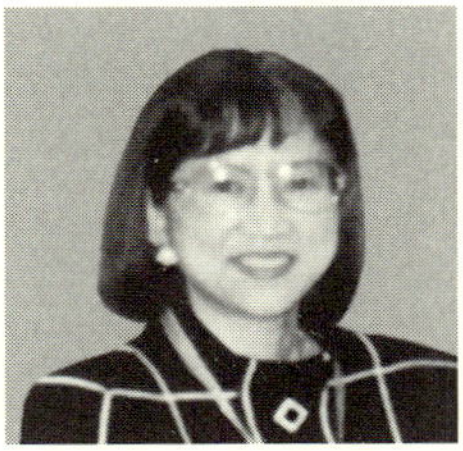

おがわ・まさこ　一九五一年生。国立舞鶴病院附属看護学校卒業後、看護師として四年間の病院勤務、七年間の看護教師生活を経て、一九八八-九〇年、青年海外協力隊として南米パラグアイで看護教師を経験。帰国後も、九〇-九五年中米ホンデュラスにて長・短期専門家および調査団員として活動。その後、九七-九八年エル・サルヴァドルにおいて、長期専門家として、看護教育カリキュラム、教育技法、教本作成等を担当した。また、同国において九九年短期専門家、〇〇-〇二年プロジェクトチーム・リーダーとして活動。その後、〇三-〇六年パラグアイの看護・助産継続教育プロジェクトのチーフアドバイザーとして、〇七-一一年は、エルサルバドル、グアテマラ、ホンジュラス、ニカラグア、ドミニカ共和国を対象とした中米カリブ地域／看護基礎・継続教育強化プロジェクトのチーフアドバイザーとして、一二年からはパラグアイでプライマリーヘルスケア体制強化プロジェクトのチーフアドバイザーとして一貫して看護の国際技術協力に携わっている。聖マリア学院大学国際看護学准教授として勤務しながら、前述のパラグアイプロジェクトのチーフアドバイザーとして活動を展開している。

人が動けば国が動く――国際協力の醍醐味

何世紀にもわたって使い続けてきた現地通貨「コロン」が、一夜にして米ドルに変わる――このようなことが起こりうる国、それが私がＪＩＣＡ派遣専門家として三年以上働いた国エル・サルヴァドル共和国です。

エル・サルヴァドルは、一九九二年まで一二年間続いた内戦により、保健・医療体制整備が大きく遅れ、特に貧困層では妊婦、乳幼児の死亡率が高い状況でした。そのため、国民の保健医療に直結する看護師の人材育成が急務となり、日本に技術協力が要請されたのです。六つの看護師養成機関をプロジェクト対象校と定め、看護教育の質の向上を目的に、私たちは派遣されました。

看護の国際協力というと、災害時の緊急派遣や難民キャンプでの看護ボランティアなどがすぐ思い浮かぶと思いますが、国際協力の分野はそれだけではありません。

途上国では、特有の疫病、劣悪な衛生状況、栄養不足などにより、多くの人々の健康や生命が脅かされています。また、高い乳幼児死亡率・妊産婦死亡率に見られる多産多死の状況は、人々の生活を圧迫し、社会や経済の発展を妨げる原因のひとつとなっています。不足しがちな医療施設や人材、国全体に行き届かない医療サービスをカバーし、地域住民の健康を守るには、あらゆる場で活躍できる看護人材の育成と看護技術・知識の向上が重要になってきます。

図 6-1　国際技術協力

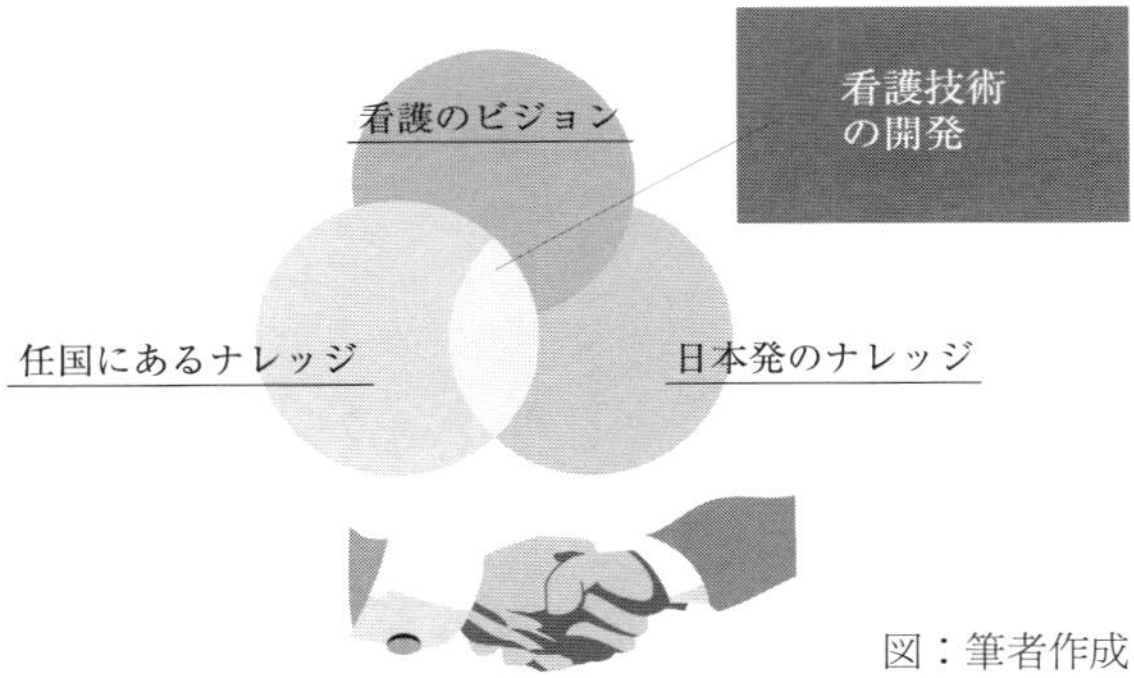

図：筆者作成

そのため、看護人材の育成、看護サービスの質の向上、医療施設の整備・機材供与、公衆衛生、人口・家族計画等の分野の協力に取り組むのが看護の国際協力です。

九七年の着任当初、看護基礎教育の分野には、民営化の嵐が吹き荒れていました。看護教育強化プロジェクトの協力対象校である看護学校も国立大学の看護学部以外は、すべて一瞬にして民営化されました。このような混乱のなか、プロジェクト開始に向けた調査時、現地の厚生福祉省看護課の職員らは、「看護教育機材と予算さえくれれば、人（日本人専門家）はいらない。」と言っていました。しかし、お金だけ出せばいいというのでは、一時の助けにしかなりません。

私たちの行う技術協力とは、開発途上国の国づくりの基礎となる「人づくり」を目的とする援助であり、日本の技術や知見を相手国の当該分野で指導的な役割を担う人びと（その人たちを技術協力の「カウンターパート」と呼びます）に伝え、彼らがもっている知識・技術をベースに、よりその国に適したものを彼らと一緒に創りあげます。そして、彼らを通じてその技術を途上国国内に広く普及させ、その国の経済や社会の発展に寄与する、という方法です。

看護における国際技術協力も同様です。単に最新機材を提供したり、こちらのもつ技術を一方的に対象国に移転することではないのです。私達と現地の人々双方で検討し、どういう看護を目指すのかというヴィジョンのもと、私たちがもつ知識・技術と相手国のそれをつきあわせ、相手国に最も適した看護技術を開発することです。そこで私たちは、プロジェクト開始直後から、「看護教育カリキュラム」・「看護教育法」・「視聴覚教材作成」等々の研修会を開催し、彼らに自分たちが行っている看護教育には改善の余地が多くあるということを徐々に理解してもらうという戦略をとりました。

協力態勢を作ってもらうには、まずはこちらを信頼してもらい、人間関係を作らなくてはなりません。私は、厚生大臣や看護課の職員、対象看護学校の教員達を招いてホームパーティを開くことにしました。日中の仕事を終えた後、大急ぎで家に帰り、手持ちの着物の帯や組みひもで日本らしい飾り付けをし、手に入った材料で一生懸命日本料理をつくりました。ところが、お招きした時間になっても、お客様は一向にあらわれないのです。やきもきしていると、約束から二時間ほど過ぎた頃、ようやく皆さんがにこやかに現れました。それからはもう朝までの盛り上がりです。ここには日本的な時間感覚もありませんが、日本的な儀礼的なつきあいというものも存在しません。パーティで腹を割って話をした後には、幼い頃からの友人のように親しくなれました。このようなことも功を奏したのか、徐々に個人的な信頼関係が生まれ、協力態勢も整い始めました。

エル・サルヴァドルで看護教育標準カリキュラムを確立

このプロジェクトに私は九六年の事前調査と長期調査、九七年の実施協議調査の団員として関わり、プロジェクトが開始した九七年から九八年までを教育カリキュラムと教育技法担当の長期専門家として、二〇〇〇年から二〇〇二年までをチーム・リーダーとして活動しました。

カウンターパートの厚生福祉省看護課職員、サブカウンターパートの看護教員とともにセミナー開催や伝達講習会、研修コース、委員会活動を通じてカリキュラム策定、教科書・教材作成、講義・実習指導案等の改善をめざしました。この活動のなかで作成された三課程のカリキュラムが教育省に承認されたことにより、それまで各校においてバラツキのあった教育時間数や教育内容が標準カリキュラムに改められ、看護教育の最低水準が確保されました。

そのほか、エル・サルヴァドルにはそれまで卒業試験も国家試験もなく、卒業後の義務とされる社会奉仕（六ヶ月〜一年）を終えさえすれば誰でも看護師になれていたため、看護師によって技術や知識の差が大きくありました。その改善のため、社会奉仕の前に厚生省認定試験を導入し、それに受からなければ社会奉仕に出られない仕組みをつくりました。それにより、一定の質を保った看護人材の供給を可能にすることができるようになったのです。

こうしたプロジェクトの過程では、カウンターパートのやる気をより高めるため、厚生大臣や在エル・サルヴァドル日本国特命全権大使へお願いし、プロジェクトの委員会で作成した教本等の成果品のお披露目式で、その著者らへ表彰状を授与してもらうなど、様々な工夫をしました。

そして、プロジェクト終了に向けては、自立発展を目指すとともに、現地看護師たちにより広い視野で看護を考えてもらおうと、二〇〇二年二月、中米・カリブ諸国で初めての国際看護フォーラム「二一世紀における中米・カリブ諸国の看護展望」を開催しました。その際、外務大臣・厚生大臣・教育大臣の協力を得るため、何度も各大臣のもとへ足を運び、その内容の説明を繰り返しました。その結果、フォーラム初日の開会式には副大統領はじめ三大臣の参列と励ましの言葉をいただきました。フォーラム終了後の反省会では、「私達だってやればすごいことが出来ることがわかってとても嬉しい。」とか、プロジェクト開始前に日本人専門家は要らないと言っていた人から、「あなた達日本人専門家のおかげでこんなことまでできるようになった……。」、「プロジェクト終了後もアドヴァイザーとして常に居てほしい。」といった言葉さえ聞かれるまでになりました。

二一世紀中米・カリブ地域看護ネットワークの夢

エル・サルヴァドル看護師達の努力と熱意により、プロジェクトで開発した技術の確実な定着がみられるようになりました。そこで、エル・サルヴァドルが中米・カリブ地域の看護情報発信基地となって、看護教育において同様の問題を抱えている中米諸国へその技術を拡大することができるのではないかと考えるようになりました。厚生大臣にかけあい、その計画を中米厚生大臣会議で提案していただくとともに、プロジェクトのＪＩＣＡ関係者の理解と協力を得るべく企画書を提示した結果、ＪＩＣＡの支援のもと五年間にわたり第三国集団研修を開催することになりました。これは、近隣諸国（七カ国）の看護師年間二〇名をエル・サルヴァドルに招待し、元カウンターパートたちが講師となり、二ヶ月間の研修プログラムを行うものです。二〇〇二年末、第一回目が成果をあげ終了しました。このようにして、中米・カリブ地域の仲間達で看護のネットワークをつくり、切磋琢磨しあうことが彼らの夢であり、私の夢になりました。看護界の地域ネットワークができれば、同じような看護の問題を抱える地域全体の看護の質が向上されるものと期待しています。

図6-2　日本の政府開発援助

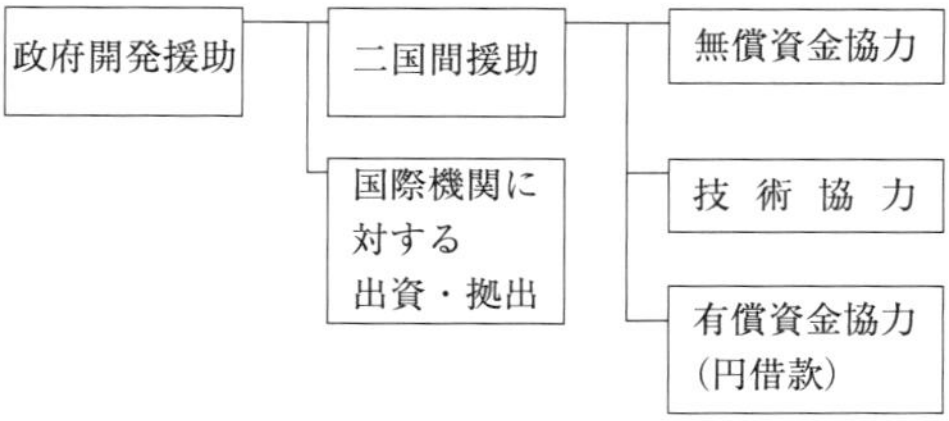

国際協力事業団（JICA）

国際協力のしくみ

先進諸国が政府ベースで開発途上国に対して行なう援助がＯＤＡ（政府開発援助）です。援助の方法には大きく分けて、国際機関を通じた援助（多国間援助：国際機関に対する出資や拠出）と、開発途上国に対して直接援助を実施する二国間援助がありますが、私の関わっている国際協力事業団（ＪＩＣＡ）が担当するのは、この二国間援助のうち、「無償資金協力」と「技術協力」です。

技術協力には「専門家派遣」「研修員受け入れ」「機材供与」「プロジェクト方式技術協力」「開発調査」「青年海外協力隊派遣」「国際緊急援助隊派遣」という七つの形態があります。

ＪＩＣＡというと広く知られているのは青年海外協力隊ですが、一九六六年二九名（内五名看護師隊員）がインドへ派遣されたのを始め、年三回部門別に人員が募集されるボランティア制度です。保健衛生部門では看護師・助産師・保健師などのほか、言語聴覚士・薬剤師・鍼灸マッサージ師・食品衛生といったさまざまな分野のス

図6-3　プロジェクト方式技術協力

＊社会開発
＊保健医療（人口家族計画）

感染症対策などの分野でプロジェクトを実施することによって、保健行政官、研究者、医療従事者などの人材育成を目的とする。また、近年、開発における女性の役割（WID）や女性の性と生殖に関する権利（リプロダクティブ・ヘルス）などのプロジェクトが増加している。

＊農林水産業
＊産業開発

キルをもつ人材が求められています。わたしはまずこれに看護教師として応募し、パラグアイに派遣されました。

パラグアイから帰国した後、ホンデュラス、エル・サルヴァドルには、プロジェクト方式技術協力の長期・短期専門家として参加しています。

プロジェクト方式技術協力（現在は、技術協力プロジェクトの名称に変更）には、図6-3のような四分野があり、これは専門家の派遣・研修員の受け入れ・機材の供与という三つの協力形態を組み合わせ、ひとつのプロジェクトとして実施される協力をいいます。このようにいくつもの援助形態を組み合わせることによって、より効果的な技術移転ができるという特徴をもっています。

パラグアイで看護教師に

私は看護学校を卒業した後、国立病院で看護師として四年間、その後故郷に帰って七年間看護教師として働きました。自分でもかなり熱心な教師だったと思うくらい、看護教育という仕事にのめりこんでいたのですが、学生の臨床実習教育などを通じ、対象により適した看護を提供するため、またよりよい看護教育の為には心理学を理論的に勉強する必要があると考え、いったん教師をやめ、受験のために上京しました。そのとき三四歳だった私は、上京して住んでいた広尾の駅で、偶然青年海外協力隊のポスターを見かけ、「三五歳まで」という年齢制限に、突然思い立って協力隊に応募することにしたのです。協力隊で看護職の隊員を募集していることを知ったのがきっかけでした。青年海外協力隊というと、開発途上国の田舎で地元の人と一緒に汗を流して井戸を掘ったりするようなイメージが強かったのですが、専門的な職能がいかされる、しかも私にはその専門職能があるという気持ちが、応募への動機になりました。その時ちょうど、パラグアイの国立アスンシオン大学の看護学部が看護教師を一名だけ募集していて、ラッキーなことに私はその枠に入れたのです。

国立アスンシオン大学看護学部は、ＪＩＣＡパラグアイ事務所を通じて、看護教育強化のための技術支援を要請してきていました。私は看護教育技術向上のためのアドバイザー的役割を果たす看護教師として、一九八八年から二年間、パラグアイに派遣されました。片言のスペイン語で奮闘する日々でした。大学の外科看護教授であるカウンターパートとともに、学内講義から臨床実習までを担当し、カウンターパートと一緒に教材の作成から授業展開、臨床実習指導まで、その学校にあった教育方法を二人で作っていきました。教育技法上問題があるとしたら、まずその問題を分析し、最適な解決策を二人で検討しながらより適した教育方法を見つけ出していきました。

たとえば、海外と日本では、清潔・不潔の操作がものすごく違っています。そのために、手術室に入る前の手洗いの方法や鉗子・鑷子の使い方がかなりいいかげんであったりする。その問題点を指摘し、改善方法をアドバイスしていきます。

この二年間でカウンターパートと改善し、成果が得られた活動は、臨床実習指導にかんする改善でした。行き当たりばったりの実習指導をしていましたので、カウンターパートと一緒に指導計画を作成し、その計画に沿って指導を行ないました。また、実習評価も態度の評価に偏り気味だったものを、実習内容中心に実習目標が達成できたかという視点の評価に改善し、使用しました。

それまで経験していた病院勤務や教職とは違い、すべて自分で情報収集し、状況分析、問題点の抽出から改善計画、それに沿った実施、最終的な評価までをひきうけるというパラグアイでの経験から得られた達成感は大きなものでした。問題点を見つけ、その問題がどこから発生するものかを分析し、解決方法を考え、実行・評価する。その面白さに魅入られ、帰国後も海外協力の道にのめりこむことになりました。

マサコはラティーノ

言葉もままならない状態で異文化に飛び込んでいくことにはもちろん不安もありましたし、それなりに苦労もありましたが、パラグアイでの体験は、むしろのびのびした自分をとりもどす感動あふれる毎日でした。それまでは、どちらかというと「看護師だから」「教師だから」と、自分を抑えて生きていたようなところがありましたが、パラグアイの開放的な文化のなかで、「自分の思ったとおりに主張してもいいんだ」「自分を枠にはめなくてもいいんだ」と、徐々に肩の力が抜けてきたのでしょう。また、地域の老人達を人々が自然に助けて生き生きと暮らしていたり、バスの中でも見ず知らずの乗客たちがにこやかに会話を交わしている様子などを見るにつけ、「人間はこんなふうに生きられるんだなぁ」という感動もありました。すっかりパラグアイの文化に馴染んでしまい、その後の私の生き方にまで影響を与えられました。現地の友人に「マサコはラティーノだ」と言われ続け、今では、自分でも「私は、ラティーノよ」といい意味でも悪い意味でも言っています。

ホンデュラス初の看護教科書づくり

パラグアイから帰国した同じ年、プロジェクト方式技術協力の長期派遣専門家として、一九九〇-九二年と九四-九五年、九二-九四年には短期専門家二回と調査団員として一回、ホンデュラスに派遣されました。

国民に対する保健医療サービスの充実および乳幼児死亡率の低下を図ることを基本的保健医療政策として掲げていたホンデュラス政府は、保健医療サービスの直接の担い手となる看護師の量的確保と技術レベル向上のため、厚生福祉省管轄の看護補助員（日本でいう准看護師にあたる）養成校と国立自治大学医学部看護学科（学士看護師）への技術協力を要請してきていました。

当時、ホンデュラスの看護教育では、多くの看護技術は病院や保健所などの現場において直接習得するものとして扱われており、看護実習教材がほとんど皆無の状態で、学内実習で訓練するという方式はとられていませんでした。また、教授・学習活動は、計画的・系統的でなく、教師による板書を使用した説明を学生が書き写したり、資料も何もなしのグループ・ワークを学生にやらせるといった授業形態をとっていました。つまり、「聞く文化・話す文化」が中心で、視覚にうったえた授業をまったくといっていいほど行なっていませんでした。教員の立場からみると、参考図書もほとんど皆無で新しい文献に接することも少なく、外部から系統的に知識や技術を取り入れて教育に生かしていく方法や手段について、乏しい状態だったのです。

そうした状態を改善するために発足したこのプロジェクトの目標は、「看護教育技法の向上」「看護教育カリキュラムの改善」「社会奉仕中の指導の強化」「看護教材の開発」「教本・マニュアルの開発」という五点でした。

私はその中の教授方法の改善、看護教育カリキュラムと、教本および教材作成に関わりました。教材は極端に不足し、カリキュラムに基準がなく、授業形態もまったく教員個人の資質にゆだねられていた状態の中、私達はセミナー、ワークショップなどを通して、彼ら自身がカリキュラムにそった授業計画の立案ができるようになることをめざしました。

プロジェクト開始にあたっては、現地の教育者だけでなく臨床の主だった人間すべてを集めた話し合いを持ち、カリキュラムのどこがどう問題なのか、将来にわたり理想とする看護師像とはどんなものか、といった点につき、全員でヴィジョンの形成をしました。その上で、理想とする看護師像がもつべき知識・技術がどのようなものなのか、基礎教育はどこまでをやり、どこからを卒後教育・継続教育としていくのかといった細かい点を個々の部会でつめ、計画をたて、実行していくのです。主体となり活動するのは、もちろん現地の教師達です。

そうした地道な活動を経て、看護教育の計画・実施・評価という体系化が明確になり、一九九一年、カリキュラムは全面改訂されました。また、教科書作りに取り組んだ結果、産みの苦しみで約三年かかりようやくホンデュラス初の看護教育のための教科書『国の現状』を含む四種類の教科書が完成しました。学生達はイラストや図入りのテキストで具体的に国民の背景や保健衛生の現状を学ぶことが出来るようになったのです。

異文化を知ることで看護が見える

中米は欧米列強から植民地化され、独立してもなお圧迫を受け続けてきた歴史から、独特の文化を持っています。面従腹背というか、日本人にしてみれば約束を守らない、ルーズで嘘ばかり言うという印象を持ちがちですが、これは歴史的・文化的背景の違いに起因するものだと思います。長い植民地時代を生き抜いてきた人たちは、こうしなければ生きてこられず、何世代にもわたり歴史の中で身についてしまったようです。旅行者として経験された方もいらっしゃると思いますが、道を尋ねた時など、誰に聞いてもまことしやかに教えてくれますが、実はそれがでたらめで、わかったふりをして嘘を言っているということがよくあります。

〝オベデスコ・ペロ・ノ・クンプロ〟(obedezco pero no cumplo) という言葉は、植民地時代の法観念を表しています。これは、「従うけれど履行せず」という態度です。今でもこのようなところがあります。ラテン・アメリカの人に何か頼むと、「わかった。やるよ。」と良い返事をするのですが、催促してもなかなかしません。この意味するところは、私との関係を壊したくない、けれどもできないので、「従うけれど履行せず」です。

そこへ日本の考え方を押しつけるとトラブルになることもあります。たとえば、中米の女性たちは、どんなに生活が厳しくても、綺麗に装うのがあたり前です。ホンデュラスでのあるセミナーで、ある日本人専門家が、現地の看護師たちに、「口紅一本買う余裕があるのなら、それを我慢してテキストを買って欲しい」と言ったところ、全員が会場を出て行ってしまったことがありました。彼女らは女性としての尊厳を傷つけられたと思ったのでしょう。ところが同じ中米でもエル・サルヴァドルでは、現地の先生がセミナーで同じ発言をしても、そちらはみんなを鼓舞する言葉として受け止められている。同じ中米と言っても、さまざまな国民性、文化がある。

また、こんなこともありました。ホンデュラスでバスに乗っていたとき、小さな子どもをたくさん連れた一人のお母さんが乗ってきました。騒ぐ子ども達を叱り付けているお母さんの腕には小さな包みが無造作に抱えられていたのですが、よく見るとそれは幼児の遺体で、ぎょっとしたことがありました。日本では考えられない光景ですが、一人の死にいつまでも悲しんでいられない、残った子達を必死で育てていかなければならない厳しい状況があるのです。

「政治と宗教には口を出すな」というのが海外協力の注意点としてよくあげられますが、看護協力の場合、死生観や家族というものの捉え方など、人と密接にかかわる分、特に宗教に関しては触れざるを得ないところがある。

人生の根幹に関わる価値観について話し合えるようになるには、相手の文化を深く理解し、けんかもできるほど信頼しあえる人間関係をまずつくらなければならない。相手国の文化を知るということは難しいことですが、スムーズな協力体制をつくるには重要な点です。

若い看護師には、チャンスがあればぜひ海外に出て欲しいと思います。日本の看護界はアメリカやヨーロッパの看護ばかりに目をむける傾向がありますが、ないないづくしの途上国の看護に関わると、日本で看護師としての役割をこなす作業では見えてこないものが見えてきます。枠組みから自分達で作り上げていくには、看護とは何かという根源的な部分を考えざるを得ないし、その中で自分なりに看護の本質といったものが見えてくるのです。

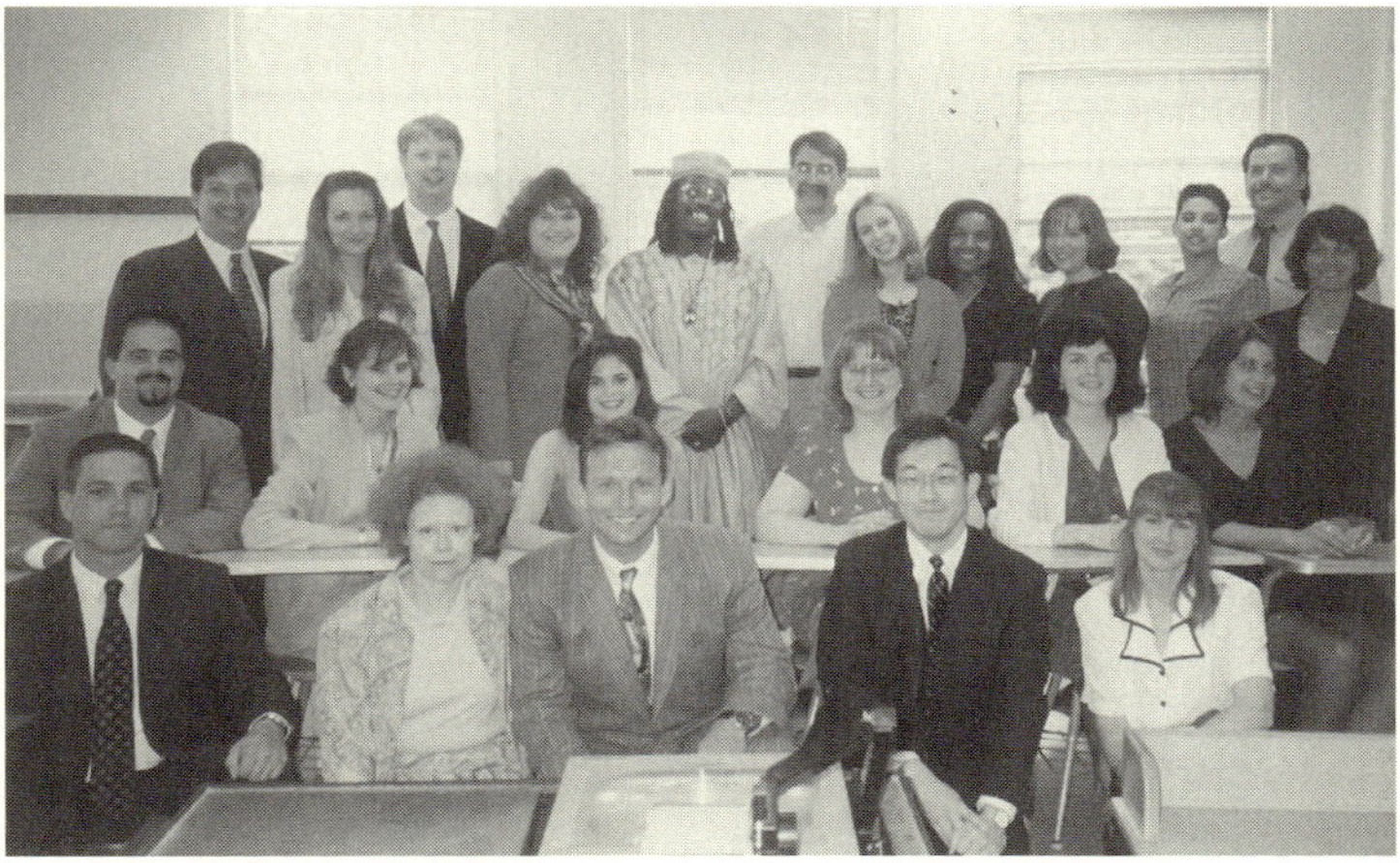

看護職だった人が学びなおして医師になった例は多い。しかし山内さん（最前列右から 2 人め）のように、治療者としての体験を持ち、さらに米国で医学研究者として活躍していた人が、看護を学び、看護研究者として活躍している例は少ない。

治療者と看護者と両方の目をもち患者をみていくと何がみえてくるか。医療界は彼の体験から謙虚に多くのことを学ばなければいけないように思う。

（写真は 1996 年看護学学士課程修了時のもの）

【医師から看護職へ】

7 なぜ看護を選んだか

名古屋大学大学院 山内豊明

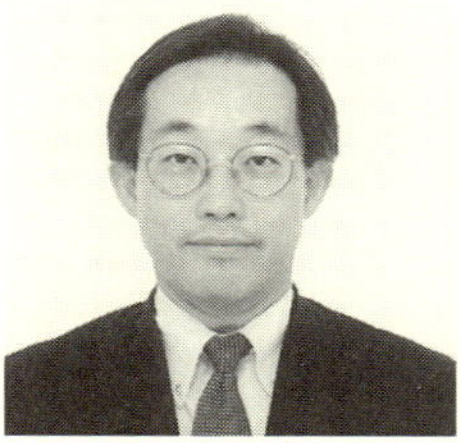

やまうち・とよあき 新潟大学医学部医学科卒、同大学院博士課程修了。内科医、神経内科医として八年の臨床経験後、カリフォルニア大学医学部勤務。その後米国で看護学を学ぶ。ペース大学看護学部、同大学院看護学修士課程を経て、ケース・ウエスタン・リザーヴ大学看護学部大学院博士課程修了。日本の医師、米国の看護師、ナースプラクティショナー、日本の看護師、保健師の免許を順次取得。二〇〇二年より名古屋大学大学院医学系研究科基礎・臨床看護学講座教授。

私は一貫して患者さんの生活をどのように支えていくかを探求してきたつもりです。今もこれからもそのことを求めていきたいと考えていますが、まだまだ道半ばです。

しかしながら、これまで私が歩んできた道を時間を追って紹介させていただくことが、これから仲間になって下さる方々にとっての何かしらの参考になることができますれば望外の喜びであると思い筆をとりました。

言語化の重要性

医学部医学科を卒業した私は、まずは臨床家としてのジェネラリストとなるべく、二年間の初期研修を経験いたしました。内科一般を中心に研修させていただきました。研修を通して常に先輩方から言われたことは、「とにかく患者さんの所に行く」でありました。受け持った患者さんたちは必ずしも同じ病棟とは限りません。ＩＣＵなどの特殊な部署にも常に担当患者さんは数名いました。いつもの病棟以外の所にいると、患者さんについての問い合わせや患者さんからの伝言が電話等で廻ってくることもしばしばありました。そのような時には、ついつい電話口での対応で済ませることもあるでしょう。しかし、とにかく現場に顔を出すことが何よりも大切であるという教えを受け、その意義は多くの場面で実感しました。

状況を伝えるには様々な伝達手段があるでしょうが、やはり百聞は一見にしかずです。このことは私たちが得る情報は、それを言語化できるものばかりではないことを現しています。しかし少しでもその言語化を高めることができれば、その場に居合わせない方々との情報の共有が向上し、患者さんにとっては、より有利になることでしょう。このことは今でも私にとって中心的な課題です。

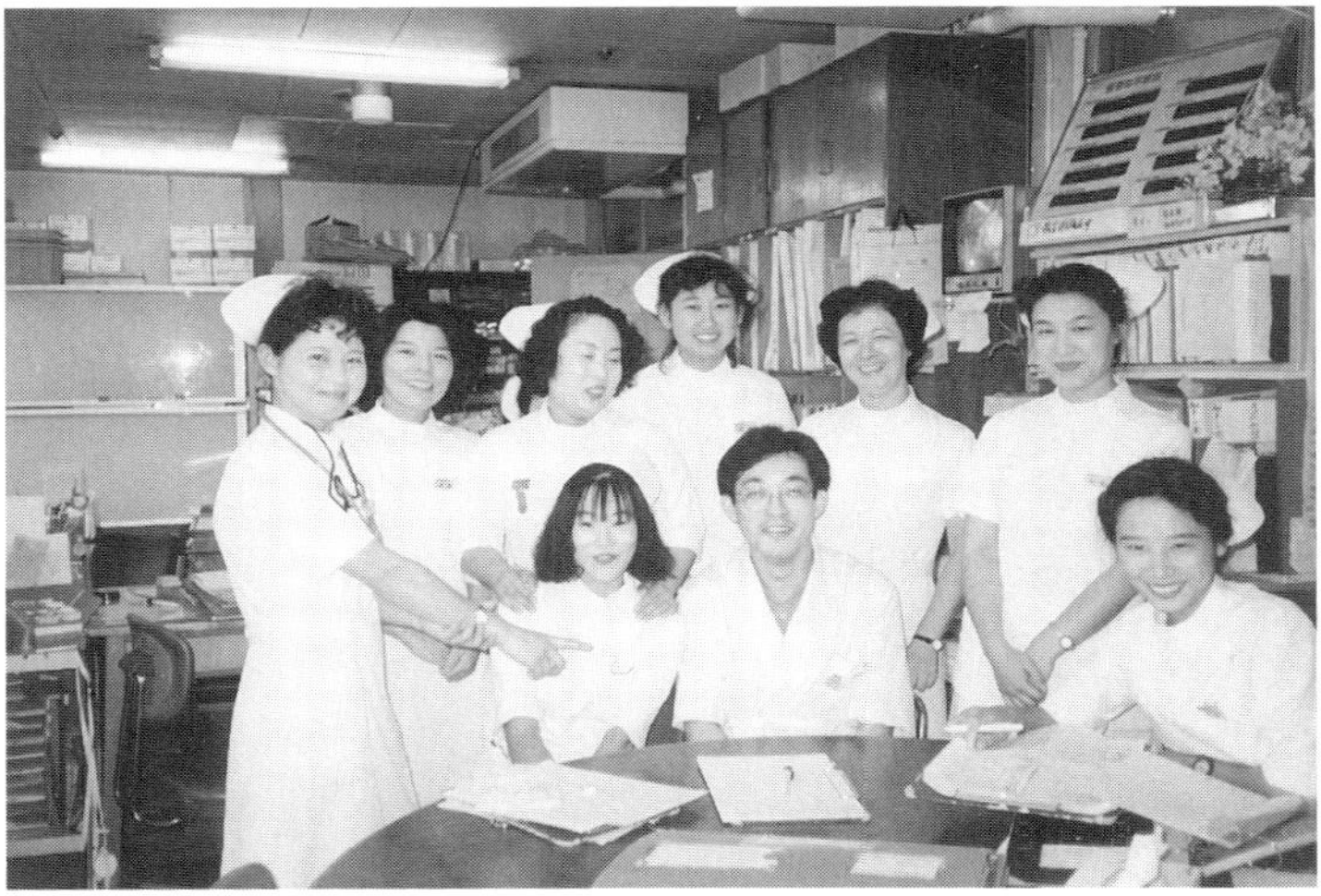

▲ 1991 年、急性期病院勤務時

「分からない」ことは何か

医師の業務の一つに食事箋の処方というものがあります。学生時代には栄養学という科目の中で食事のカロリー計算やカロリーのバランスについては習った記憶はありました。しかしながら全粥食であるとか、三分粥食であるとか、軟菜刻み食であるとかについては、正直申し上げて習った記憶がありません。カロリーは計算できるのですが、この患者さんにとってどのような形状の食事がふさわしいのかということについては、まったく分かりませんでした。自分が患者ならば、やはり美味しく食べることができるに越したことはない、と自然に思いました。

そこで当然ながら経験豊富な看護師さんに相談し教えてもらいました。この患者さんには五分粥がよいとか、あの患者さんは軟菜刻み食がいいでしょう、いうことは教えてもらえたのですが、なぜですかという私の発する問に対しては答えていただけませんでした。もちろん、その看護師さんは私に意地悪をする気持ちは毛頭ありませんでしたでしょうし、私もその方を追い詰めるような意図はこれっぽっちもありませんでした。

そこで私が気が付いたことは、折角の経験に根拠がセットになっていなかったのでは、ということでした。

もう一つ気が付いたことは、私の「分からない」ということのレベルについてでした。「分からない」のは私の知識不足によるものなのか、それとも世の中で分かってはいないことなのか、その区別がつかなかったということです。知識不足ならば勉強をすれば解決します。世の中で分かっていないことならば研究しなければ解決しません。この「分からないことは何か」を分かるためには、徹底的に勉強するしかありません。様々な書物や文献を繙いてもはっきりしませんでした。そんな経験の中からも看護学を一度は徹底的に学ばなければという気持ちが芽生えていたようでした。

「病む」生活者

初期研修を終え、神経内科学を専門分野といたしました。神経内科が担当する臨床分野には、いわゆる神経難病といわれるような、原因不明あるいは根治療法が確立されていない、数多くの疾患があります。さらに変性疾患［注:神経細胞が不可逆的に変性・壊死してしまう疾患の総称。いったん変性・壊死すると元には戻らない］の多くはその臨床経過が比較的長期となります。

神経内科病棟で臨床実習していた学生の時から現在に至るまで大学病院に入院されているALS（筋萎縮性側索硬化症）の患者さんがおられます。この患者さんとその家族の方々とは今日に至るまでおつきあいをいただいています。かれこれ二〇年以上大学病院のベッドにおられる方です。

この患者さんのALSについては、その原因ははっきりしませんでしたし、根治的な治療法もありませんでした。主治医として接していた期間は決して長くはありませんでしたが、主治医であった時には、最新の知見を求めて文献を読み漁りました。また、汗だくになりながらアンビューバッグ［注:自分で呼吸ができない人へ空気を送るための手動式のバッグ］をもみながら患者さんと一緒に浴室に入るといった入浴介助を毎週行っていました。

この患者さんには当時二〇歳と一八歳になる二人のお嬢様がおられました。発病当初はお二人ともお母様を助けながら、家事をすべて行い、会社勤めをし、休日はお母様の代わりに付き添いをされていました。もちろん一番大変なのは患者であるお父様自身でしょうが、家族も病んだのです。ALSによってお父様の体はもちろんのこと、生活が、それも本人のみならず、本人を取り巻く生活全般が広く障害されたのです。当初はお父様の療養にすべてを捧げたいとされていたお二人のお嬢様も、患者であるお父様の願いもあって、その後、結婚をなさりました。患者さんは現在では都合三人の孫を持つお祖父様になられています。

この患者さんとご家族からは、生活する者として捉える、ということの重要性を学びました。また同じ不治の病といわれながらも、例えば癌の末期のように数週間から数ヵ月というタイム・スケールでは、どうしても捉えることのできないもっと長期にわたる病気について、医療者はどうしていったらよいのか、という課題をいただいたとも思っています。

「分からない」をうやむやにしたくない

一方で難病という一言に、もしかしたら鑑別可能、あるいは治療可能なものまでも一切合切混ぜこんでしまってはいないだろうかという危惧も感じました。

それは原因不明と思われていた患者さんが、実は特殊な代謝性疾患であったという経験を目のあたりにしたからです。そのこともあって、二年間の初期研修を終えた時点で、教授の勧めに従い臨床系の大学院に進学し、先天性代謝性神経疾患についてじっくりと基礎的な研究をすすめることにしました。

先天性疾患を研究していきますと、つまるところは遺伝学的な研究をすすめることになります。患者さんからいただきました白血球からＤＮＡを抽出して解析したり、ヒトの胎盤から蛋白を精製したりいたしました。そして遂には、ある遺伝病の原因となる遺伝子のＤＮＡ配列を解明することができました。

多様な臨床場面で学ぶ

大学院生としての研究活動のかたわら、病棟医として主治医となり、あるいは後輩の指導にあたりながら臨床経験を継続して積んでいました。さらには神経内科医として、大学外の病院で専門外来を担当しておりました。担当しておりました病院は大学から一〇〇㎞ほど離れた所にあり、約一〇万人の医療圏を抱える病院でした。神経内科を専門とする者は他にいませんでしたので、金曜日午後の、私の外来だけがその地域での専門外来でした。

外来を続けているうちに、外来まで来ることができる患者さんは比較的具合の良い方々である、という極めて当たり前のことに、はたと気が付きました。薬だけを取りに家族の方がおいでになるというパターンは決して少なくなかったのでした。

それからは外来業務からの帰路、可能な限り患者さんのお宅を訪問してまわりました。そうすることで初めて、患者さんの実際の様子をこの目で確かめることができ、また様子を知らせに来て下さる家族のおっしゃっていることを、よりはっきりと掴むことができるようになりました。在宅の患者さんを支えている家族がどのような生活を送っているか、身の回りの世話の様子や、家族の方の勤務形態の工夫など、もっともっとしっかりと把握しなければならない事の多さとその重要性を学びました。

さらに主治医として訪問しながらも日常生活のちょっとしたことに自信を持って的確に答えることができない自分の至らなさも痛感しました。患者さんの許にすぐには行けない遠さと時間的な制約などから、このような活動を一人で行っていく限界を実感し、担当病院の有志や地域保健所との協力体制作りを試み、チーム医療の大切さを学びました。

大学院の修了と同時に、第一線の三次救急病院への派遣研修となりました。派遣先の病院は県内での神経内科のセンター施設でもあったために、神経難病の患者さんも多くおられました。ある球麻痺［注：脳幹の延髄病変で、発語・嚥下・咀嚼ができなくなること］による嚥下障害を持つ患者さんに、如何にして安全に嚥下の喜びを取り戻してもらうことができるかについて、病棟ではトロミ食の検討をしました。食べるということについての、安全と喜びというマズローのニーズの階層説［注：人間のニーズには動物として生きていくというものから、より安全に暮らす、そして自己実現を果たす、まで様々なものがあり、それらが根本的なものから高度なものまで階層をなしているという考え方］に基づいての臨床検討でした。

一方、この病院は三次救急病院であったため、いわゆる急性期を過ぎると、多くの患者さんは退院あるいは転院していきました。何人かの患者さんは退院後も自分の外来でフォローアップすることができましたが、転院されていった多くの患者さんについてのその後の生活については、なかなか伺い知ることができませんでした。

その不足と感じていた事柄は転勤によって学ぶことができました。転勤先の病院は、急性期を乗り越えた患者さんが、元のあるいは元に近い生活を取り戻すための中継点であり、さらには生活を設計し直さなければならない患者さんにとってのベースキャンプ地でもありました。しっかりとした看護体制、経験豊かな医療相談室スタッフ、ふんだんなリハビリスタッフなどに恵まれていました。多職種から構成されるケースカンファレンスでのディスカッションは、各々の専門職種が自らの責任分担のもとで、患者さんの生活をどう支えるかという観点を共有していったのです。

ここでの経験は、信頼されるプロとして仕事をするためには、自ら判断できる実力と責任が不可欠であることを教えてくれました。またよく調整されたチーム医療体制を経験したことは、今後の医療方略の一つであるクリティカルパス［注：ある診断名をもつ患者に、医療ケアとしていつ誰が何をするか、について事前に定めてある体系的なプロセス］について、後に看護系の大学院で研究するきっかけともなりました。

臨床を離れて

大学院での研究テーマが縁でカリフォルニア大学サンディエゴ校に招聘されました。カリフォルニア大学では臨床を離れフルタイムの研究生活でした。それまでの八年間は常に研究と臨床の二足の草蛙を履き続けていましたから、研究三昧の生活には大きな憧れと期待がありました。医学部を卒業してから初めてのポケベルのない生活でもありました。当直で眠れないのは当然で、自宅で入浴中でも呼び出されることが日常茶飯事であったつい先日までの生活を思い出すとまさに別世界でした。

カリフォルニア大学での研究生活はただ単に臨床業務がないばかりでなく、研究に専念できるようにと配慮された米国のアカデミアのシステムに触れる機会でもありました。いろいろな組織や制度が研究を支援するように整えられていました。見方によっては誠に恵まれた条件でした。限りなく研究に専念できたのです。しかも研究対象疾患の脳や肝臓などはフリーザーを開ければ既にそこに保存してありました。

反面、これは大きなフラストレーションとなっていきました。あまりに即物的なのです。目の前にある脳をもっていた患者さんはどんな生活を送っていたのでしょうか。この脳は何を喜び、何を嘆いたのでしょうか。私はそれまで如何に患者さんの生活を、意識的に、あるいは無意識に感じてきたのか、ということをしみじみ悟りました。

患者さんの生活が感じられないと頑張れない、という自分がはっきりしてきたのです。そして「病む」というユニバーサルな問題に取り組みたいと思うと同時に「病む人」個々の問題も考えたい、全体を捉えて個別に対応して行動したいと考えるように至ったのです。外国で暮らしたお陰で、外国の文化に触れることができました。しかし私にとっては外国の文化に触れたことは、取りも直さず私の国の文化を見つめ直す機会でもありました。

私が取り組んでいきたい問題は、これまでの医師としての経験や知識を生かしながらもその役割に振り回されずに、もう一度根本から人間をとらえてみる、というものであるように思えてきました。医師である自分を決して否定するわけではなく、むしろそれも生かしていく道を探りたかったのです。これまで自分が行ってきたことや果たしてきた役割を考えてみると何が足りないのだろうかと考えると、医学という概念枠組みで引っかかってこないものは何だろうかということを考えてみることにもなりました。

医学の概念や理論は何かというととてつもなく大きな問題で、一言では割り切れません。しかし比較的コンセンサスを得られていると思われる概念枠組みは、細分化による弁別という方法論です。例えば「お腹が痛い」という患者さんの認識があったとします。するとこの認識の根源を探ろうと向かうのが医学の方法論です。つまり「痛い」という患者の主観的認識をできる限り客観的事実で説明するために、部位を同定したり、痛みの原因を器官、組織、ひいては細胞レベルに分析還元し、その因果を説明しようとするものです。ですから治療論も可能な限り分析細分化して得た病因に則って展開されます。ですから病因分析がまず先にあって、それに基づいて行為がなされるのでしょう。

これは極めてサイエンティフィックな方法論であり、Rationalism［注：合理主義、理性主義］の流れを汲む西欧社会では学問としてのセントラルドグマを忠実に踏襲しています。しかしこの方法論の最大の弱点は病因の追及なしに事を進めることができない点です。目の前に事実があっても、それをこれまでの方法論で説明できないような場合にはどうするのでしょうか。例えばここにＡＬ

Sの患者さんがいて、原因はまったく不明で医学的な根治療法はないという事実があるとします。いわゆる、治療方法がないといわれるような状況です。

しかしここでいう治療方法とは、あくまでも医学の概念枠組みに則った原因除去という介入原則に限定されたものであって、目の前の現実に対してすることは何もない、ということとは別なものです。俗にいう対処療法というものはどんな場面でも活躍します。よく耳にする会話で「対処療法しかない」という、なかばあきらめ的な表現があります。でも対処療法はそういった類のものでしょうか。むしろ「対処療法がある」とポジティブなものにはなりえないのでしょうか。

先ほどの例で言えば「お腹が痛い」という事実を前に、その原因を究明し、根本療法を施すと同時に、まず手を当てるといった必ずしも分析的な行為を直接的に伴わない関わり方もあるでしょう。このまず手を当てるといった行為を医師は行っていないわけでもありません。むしろ無意識に経験的に行っている場合が多いでしょう。

でもこの行為は既存の医学の概念枠組みでは漏れてしまいそうなものです。この行為は何かと考えると、まさに看護の根本に近いものではないだろうかとも考えました。医学の枠組みではまず細分化しそれから再統合しようとする、これに対して看護ではまず全体として捉え必要に応じ細分化を図る、こんな風に勝手に考えてみたのです。

それまでは医師として現象をまず分析するような考え方や捉え方のトレーニングを受けてきたので、今度はまずできるだけ全体として捉えそれから分析していくような考え方も是非とも勉強したいということが、こうしてより明瞭になっていきました。

母からの贈り物

その日は学会出席のため久し振りにサンディエゴを離れ、ルイジアナ州のニューオリンズにいました。日本にいたならば肌身離さず持っていた（持たされていた？）ポケットベルも、臨床の義務のない米国では持ち歩かなくなって半年以上が過ぎていました。

学会の昼休みに会場内を歩いてるとたまたま伝言板が目に入りました。普段は目の前にあっても意識にも上らない伝言板にふと目が止まったのです。その伝言板に貼ってある数多くの掲示の中に、Dr. Yamauchi: Your mother is ill. Please call your office. という一枚の紙切れを見つけました。母が病気？　晴天の霹靂とはまさにこの事でした。母は五八歳、軽度の高血圧症の既往があるものの非常に良好にコントロールされており、それ以外には外反母趾と踝の脂肪腫がある程度で、極めて健康なはずです。どうも急な出来事らしいのです。おっちょこちょいの母のことですから階段でも踏み外して転んだりしたのでしょうか。

日本時間を計算すると明け方の四時ですが、悠長なことは言ってられないことは理解できましたから、すかさず電話をしました。電話に出たのは妹でした。

「ママが死んじゃう」この言葉が彼女の第一声でした。落ち着かせて話を聞くとクモ膜下出血だというのです。最重症から数えて二番目で何とか開頭して動脈瘤にクリップをかけたが意識が戻らない、と主治医から説明されたとのことでした。

なんという運命のいたずらか。つい半年前までそのような患者さんを毎日診ていたというのに、自分のたった一人の母親の発症を防ぐどころか想像すらできなかったとは。世間でよく言われている「専門医は自分の専門で命取りになる」ということが、自分ではなく母の上に振りかかってしまったのです。

医師になって最初の死亡患者は受け持ちの患者さんではなく、父方の祖父でした。祖父は避暑先で急変しそのまま亡くなりました。心筋梗塞で臨終に立ち合えたのは同行していた祖母だけで、私の父たち、すなわち子供たちが駆けつけたときにはもう間に合いませんでした。私が着いた時には祖父の顔には白い布が掛けられていました。私は何だか怖くてその布に手をかけることができずじまいでした。これが私の医師としての死者との最初の出会いでした。この時は身内の死というよりも、ただ単に死というものを直視できなかったのでしょう。

今回の母の場合は随分勝手が違っていました。医師になってこのかた、この時ほど医療者としての感覚が薄れた時はありませんでした。職業柄、多くの臨終に立ち合わせていただく機会がありました。どの方の臨終も決して忘れてはいません。それは冷静な自分がいたのかもしれません。今回の母の一大事についても決して取り乱したりしたわけではないと思います。現に妹との電話を終えるなり、その公衆電話からすかさずその時間にそこニューオリンズからどうしたら最短時間で帰国できるかを考え、家内と二人分の飛行機を押さえ、ホテルに引き返し飛行場に向かっていましたから。

しかしそれまでと違っていました。神経内科の専門医である自分というものを乗り越えるようにして、何かをひたすら念じている自分がいたのです。受け持ちの患者さんの回復を祈ったことは何度もあります。でも何か違うのです。この時ほど自分が医療職であることを恨んだことはありません。どんなに奇蹟を祈ってもたぶん起こることしか起こらないであろうことが、経験的に感じ取れるのです。でもまた、この時ほど自分がプロフェッショナルであることに救われたこともありませんでした。母が死んでいくという現実をあるがままのもので捉える助けになったからです。

この事実の受容ということは、その人の慈悲深さとか冷淡さとかいうものとは別の次元にあるもののように思えたのです。自分のたった一人の母が死んでいく、悲しいことではあるが現実でもある、そしてそう認識している自分を見ている自分がいる、そんな妙な感覚を覚えたのでした。

母はまだ生きている、そんな最後の情報だけを頼りに太平洋線に乗りました。いつもは大して長くないと感じていた成田までがこの時ばかりは随分随分長く感じました。いつもの癖で眠らずに本を読もうとしているのですが、文字が目に映っても文章が頭に入っていきません。そうこうしているうちに成田に着き実家のある長岡に着いたのは夜の八時過ぎ、知らせを聞いてから一六時間余、母が倒れてからもう三二時間が経っていました。随分と母を待たせてしまいました。

重症度四で手術後も深昏睡ということで、それなりの覚悟はしていましたが、三四年前に私を産んでくれた病院のベッドに横たわっている母を見た時、足が震えました。次の瞬間、私はバイタルサインやCT所見などから母はすでにnever return pointを過ぎていることを容易に察しました。母の乗った三途の川の渡し船はもうこちらの岸を離れ向こう側へと向かってしまっていたのでした。当初は脳波も完全な平坦ではありませんでしたが、すぐに聴性脳幹反応はなくなりました。これだけ揃ってしまえば医師としてあとは何ができるのでしょうか。

母に対してできることといったら、ただ傍についていることだけでした。しかし体位変換、着衣交換といった基本となる援助行為がきちんとできないのです。主治医として傍についていることはできても、援助者として患者の安楽を整えることの基本がまったく分かっていないのです。気持ちばかりあせって痒いところに手が届きもしない息子。対光反射のない瞳を覗き込んでいる息子が母にはどう映ったのでしょう。かつて乳を吸わせた胸にその子供から聴診器を当てられた母は何を思ったのでしょう。

毎晩母のベッドサイドに布団を敷き休みました。子供の頃に病気をしてこの病院に入院した私の傍にかつて母がしてくれたように。

一二月二三日の晩は所用で母のベッドサイドを一時離れるつもりでしたが、それが伝わったのでしょうか、その日の昼頃に便失禁があり肛門括約筋弛緩のサインがありました。これまで母の方から私にこうして欲しいと言われたことは一度もなかったのですが、何か不思議でした。その晩、レスピレーター管理下の母と交流できた様な気がしました。命日がクリスマスやクリスマス・イブじゃ孫が可愛そうだからもう少しだけ頑張って、と。クリスマスの晩、それは土曜日の夜でしたが、母から明日は日曜日で親戚も顔を揃えるだろうし、このまま本当の年末年始になったら皆が大変でしょう。明日あたりどうかしらね、と。私は黙って頷き合意しました。

一二月二六日は長岡の冬にしては珍しい位の晴天で、朝から陽がポカポカと差し込んでいました。血圧は上がかろうじて五〇台。お昼過ぎに、父からどうしても母に持って来たいものがあるから家まで取りに行っても大丈夫かと問われ、母ならそれまで待っていてくれると信じ、ＯＫを出しました。午後三時二〇分、父が戻ってくると安心したかのように血圧が低下し、脈診不能となりました。心電図モニターを病室に持って来てもらい脈波形を見続けていました。

妹が「お母さんの唇の色が変わっていく」という鋭い臨床観察の声を発したときがその時でした。妹のお母さんまた産んでね、の声に私もまったく同感でした。平成五年一二月二六日午後三時三二分、享年五八歳。死亡宣告をしたのは他ならぬ私でした。母はいろいろな事を教えてくれました。そして最後に大きな教えと宿題を残してくれました。

この母との静かな時間は、それまでの臨床家としての、また家族の危機状況を経験した者としての、私自身のモチベーションを整理し明確化する機会ともなりました。その結論は、患者さんの生活を支える手伝いをしたい、またその方法を確実にして行きたいということでありました。

動き始める

それまでの臨床経験から、医療はチームプレーであることは身にしみて感じていました。チームでよい仕事をするためには自分自身がよい仕事をすることは当然ながら、それと同時にチームメイトとの連携が大切です。自分がよい仕事をできるようにするためにもよい連携が必要なのです。野球を考えてみましょう。どんなに豪速球を投げることができるピッチャーがいても、その球をキャッチできる者がいなければ、活躍できません。

それまでも一番のチームメイトである看護職についてはいろいろと見聞を深めていたつもりでした。しかしいざ、看護ケアにあたっての一つの視座である「生活を整える」ということについて、母に対して自分でやってみようにもきちんと行えなかったのです。

また、これまで自分が考えている看護というものが果してそれで良いのかということも自信がありませんでした。

そこで、独り善がりの納得にならないようにと思い、母の葬儀を終えて再度渡米した後、看護の大学院の科目履修を始めました。前々から看護についての「分からない」を分かりたいと思っていましたので、学生として学ぶことは一番有効な方法であろうと考えてもいたのです。

医療職としての経験があったため、非常に良く分かる話も少なくありませんでした。しかし一方でまったく雲をつかむような話もありました。講義の中で、ヘンダーソン［注：「基本的ニード理論」を構築した米国の看護理論家］がどうの、とか、オレム［注：「セルフケア理論」を構築した米国の看護理論家］がどうの、とやら聞かされても何が何だかまったく分からない自分がいたのです。家を建てることにたとえれば、一階をしっかりさせていないのに、その上に二階、三階を重ねようとしていたのでした。

自分はなぜ学び直したかったのかを考えると、「分からないこと」は何かを分かることでもありましたから、分からないところから学び直さなければならないことは明白でした。そこで看護職の入門教育である免許を取る課程から入り直しました。

その後、入門課程を終え、修士課程の一つであるナースプラクティショナーのコースに進学しました。これは日本にはない上級看護実践であり、日本でいうところの診療所の機能を実践する権限が与えられているものです。つまり独立して医療実践を行える資格であり、その大きな特徴は処方権を持つというものです。医師による医療実践とは異なるナースによる医療実践とは何かを、学生として学びました。

そして最後に看護実践においての博士レベルであるＮＤ（Doctor of Nursing）課程を修了いたしました。このＮＤとは理論を探究するＰｈ・Ｄコースとは異なり、看護臨床で生じた課題をいかにして研究するか、あるいは看護学の学術成果をいかにして看護実践に適用していくかに重点をおいた博士課程でした。実学である看護学は実践なしには存在し得ません。いかに患者さんに還元して

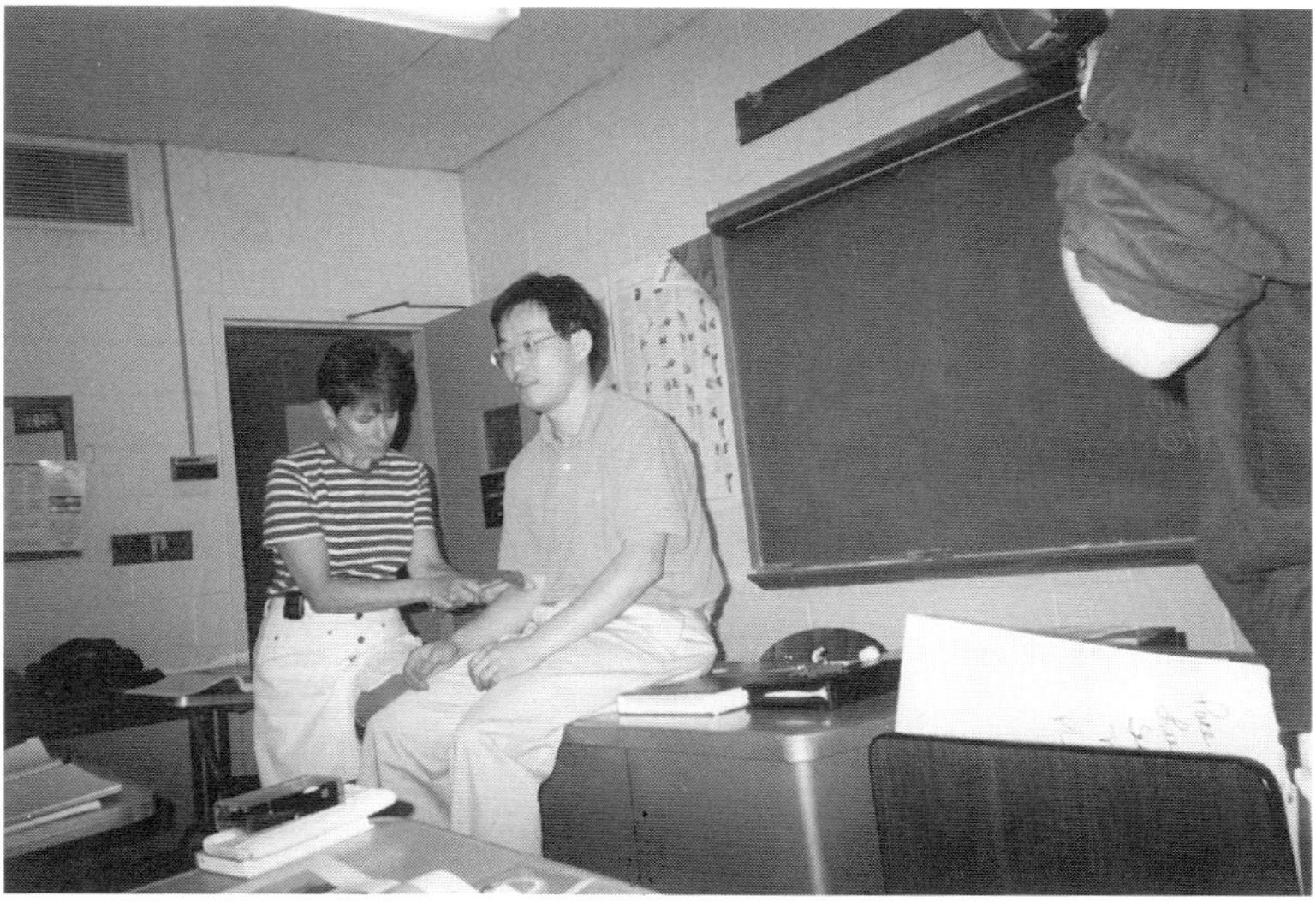

▲米国で先生とともに（1998年）

いくかを忘れることなく究めていかなければならないと痛感しています。

これから

私たちには「多くの先達からの経験の蓄積」や「経験的直感」というものがあります。これは「臨床の知」ともいえるかもしれません。「臨床経験」や「経験的直感」について、必ずしも現在の私たちが持ち合わせている理屈ですべてを説明できるとは限りません。私たちの活動する臨床という場面は実学という範疇に入り、まずは現実ありき、という大原則があります。

しかし私は科学的な方法によって根拠を求めていくことも一方で必要であると思っています。根拠については、いわゆる原因を求めていく、すなわち因果律を極めていく、というアプローチがあります。また因果としての理屈付けは不十分ながらも、信用に値する確かな統計学的な裏付けをもって関連性を確認していく、すなわちエビデンスというものを押さえていくというという方法もあるでしょう。

これまでの趨勢を見ておりますと、実際の行為をなすためにその根拠あるいは出発点となる判断技能については、漠然と重要性がうたわれてはいるものの、その実態や重要性を主張する根拠となるようなものを目にしたことはあまりありません。これまで受け継がれてきた臨床経験に基づく判断技能を最大限活用するためにも、その体系化が是非とも必要であると考えています。

最後に、医学はキュア、看護はケアと画一的に方式化してしまうことについては私自身は抵抗があります。患者さんに必要なものはキュアとケアの両方であると思います。良き医療者であるにはどうしたらよいかについて、これから仲間になって下さる皆さんと共に、これからも探求し続けていきたいと思っています。

【あとがきにかえて】

8　看護政策の決定過程

慶応義塾大学　久常節子

ここまでは、理想とする看護に情熱を傾け、実践する七人の方に登場してもらった。彼女・彼らはどうやって理想に近づいていったのか？　私は、彼女・彼らが与えられた働き方に満足せず、自ら働き方を切り拓く眼をもっていたことが、その輝きの理由のひとつであるように思う。あとがきにかえて、一人一人の働き方だけでなく、看護全体の数や質がどのように決められるか、看護政策決定過程について触れてみたい。

個人の努力と労働条件

ほとんどの看護職は、苦しむ人びとの力になりたいと看護職を志してきた。

仕事はきびしくても、目の前の患者のことが気になり骨身を削り、自分の生活時間さえ削って働いてきた。こうした献身的な看護職の存在によりわが国の医療は支えられてきたと言っても過言ではない。

しかし、気がつけばわが国の看護の質は看護の教育制度や患者あたりの看護職の配置の低さにより、時代の変化に取り残され、他の先進国の実態と対比しても、驚くほどの差がある。いい看護を提供したいと一人一人の看護職が願い、日々、努力してきたにも関わらずである。

たとえば一人一人の看護職がどれほど頑張って看護をしても、五〇人の患者さんに夜、二人の看護職しかいなければ、多くの患者は痛みや排泄やのどの渇きなどなど、元気な時であれば自分で意識もせずできていた一つ一つのことをがまんしなくてはいけなくなる。

こうした状況をなくすには、制度を改善しなければならない。自分たち看護職の教育や患者あたりの配置数などを変えていく力を政治力と呼ぶとすれば、看護界の政治力は決して高いとはいえない。そのことによって、辛い想いをするのは、看護職以上に、病んで看護の力を必要としている人びとである。

人生の一番辛い時期に、さらに厳しい条件を患者に強いるようなことにならないために、看護職にとって政治力は必須である。

働き方はどうやったら変えられるか

看護職でありながら、直接、患者の看護に携わることなく、行政や政治の場、あるいは看護の職能団体である看護協会などで働く人びとがいる。彼らの仕事は看護職の教育や働く条件や法律、制度を改善すること――つまり、看護職の多くが与えられた条件や枠のなかで働いているのに対して、彼らは、その条件や枠組みを変えるために働いている。

私は四〇歳をだいぶ過ぎて、当時の厚生省（現在の厚生労働省）に就職した。そして看護課長という仕事をすることになった。私の行政での体験から、看護界の政治力について紹介し、この分野で働く人びとが増えることを願い、さらには、看護界全体がこの政治力の必要性を意識するよう、制度はどのようにしてつくられてきたかについて説明したい。

看護課長のポストについて三ヶ月もたたない間に、三つのショックを受けた。

一つは看護教育の条件の貧しさであり、二つめはこのままいけば看護職は余るようになり、就職できない人が年間何万人にもなるということ、三つめは看護教育を受ける層が相対的に質の低下をきたしているということであった。

一つめの教育条件の貧しさとは、看護師養成所の教員数の少なさである。もう少し具体的に説明すると、一九四八年から現在まで、看護職の養成はほとんどが看護専門学校で行なわれており、そこでは一学年五〇人の学生を三年間教えるのに最低四人の教員がいれば認可されていた。一方、同じ三年教育でも短大の場合であれば、二〇人を大きく上回る教員が配置されていた。人の生命にかかわる職種の教育が、これほど貧しい教育条件でなされていたことにまず大きなショックを受けた。

三つめの相対的質の低下とは、時代の趨勢によるものである。保健師助産師看護師法ができた昭和二三年頃の女子の高校進学率は三〇%ほどであり、当時高校を卒業して看護教育を希望した人びとは優秀であった。それが今は、女子の高校進学率は一〇〇%に近く、大学短大に進学する人びとは約五〇%、残りの五〇%のうち二〇数%が各種専門学校に行く、看護専門学校はその多様な職業人養成所の一つとなっている。つまり、一八歳女子の大学短大志向とともに、看護専門学校に来る層の質が相対的に低下してきているのである。

医療をとりまく関係職種の教育は、医師には六年教育プラス二年間の研修が義務付けられ、実質八年教育となり、栄養士は二年教育が四年教育となり、薬剤師は四年教育が六年教育になった。しかし、教員の数は倍に増やしたものの、看護教育は五〇数年間、先に述べたような貧しい教育条件の中で、教育年限も変わらず今に至っている。

このように制度が時代の要請に応えられなくなったときは、改革が必要となるが、それはどのようなプロセスであろうか。さらに、なぜ看護だけがこのように時代に取り残されたのであろうか。この問題を看護の配置基準決定過程を辿ることを通じてみてみたい。

図8-1　政策決定プロセス

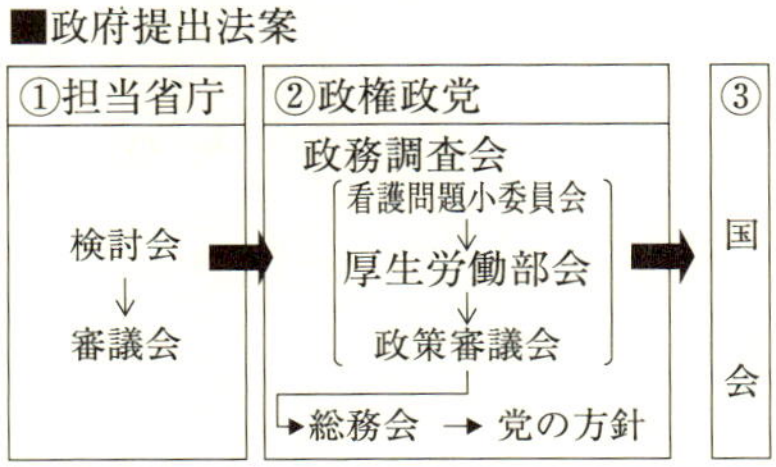

政策決定過程のしくみ

政策形成の代表的パターンには行政が必要性を感じスタートさせるものと、議員が必要性を感じスタートさせる議員立法と呼ばれるものがある。

看護の配置基準の決定は前者の政府提案の立法過程を経た。

わが国の医療提供体制の特徴は（1）在院日数が長い（先進諸国の五-六倍の長さ）（2）多剤薬投与（先進諸国の一・五-二倍の多さ）（3）患者あたりの看護職員の配置が少ない、であった。

経済の伸びを上回る医療費の伸びは保険財政を危機的状況に落とし、医療制度改革のきっかけとなった。

改革の方向性として医療提供のあり方を急性期と慢性期に分けて対応することになり、平成一〇年一二月から一一年三月にかけて、急性期の看護の配置基準が図8-1の審議会（当時の医療審議会）で審議された。

もともと看護の配置基準は「その他病床」（精神病床、結核病床などを除く一般病床のこと）を四：一とすることが昭和二三年に定められていた。この「その他病床」を急性期と慢性期に分けるという考え方のもと、「病状が安定した疾病もしくは障害を抱えている患者または長期にわたる医療提供が必要な患者」を除く、「急性増悪を含む発症後間もない患者または病状が不安定な患者」が急性病床の対象となった。問題となったのはこの急性期、つまり「充実した専門スタッフの下で一定期間の集中的な医療を提供する」場合の看護職員の配置であった。

この決定過程に直接間接にかかわる看護職は①審議会では、看護協会の代表（審議会のメンバー）および看護協会（審査の討議に必要な資料を用意したり、水面下での交渉をする）、事務局として厚生省看護課長、②政権政党内での過程では、看護系議員及び与党議員に働きかける看護連盟や看護協会、③国会での決定には与野党の看護系議員、である。

①の過程では、看護の研究職による研究成果が役に立った（菅田勝也「看護サービスの経済評価に関する研究」看護対策総合研究事業、一九九七年）。この研究では在院日数を短くする大きな要因は二つあり、一つは一〇〇床対医師数、もう一つは一〇〇床対看護要員数であった。医師・看護師が多くなるほど患者の在院日数は短くなる。こうした研究結果は政策を進めていくときの委員に対する説得の根拠となる。

急性期看護配置の事務局案は二・五：一、看護協会案は一・五：一であった。事務局案は一般病床の七五%が既に配置二・五〜一以上であるので実現可能であることを前提とした。看護協会の案は一・五：一で夜勤看護師が患者一〇人に一人つくことを前提としていた。

図 8-2　100 床当たり看護職員数の国際比較

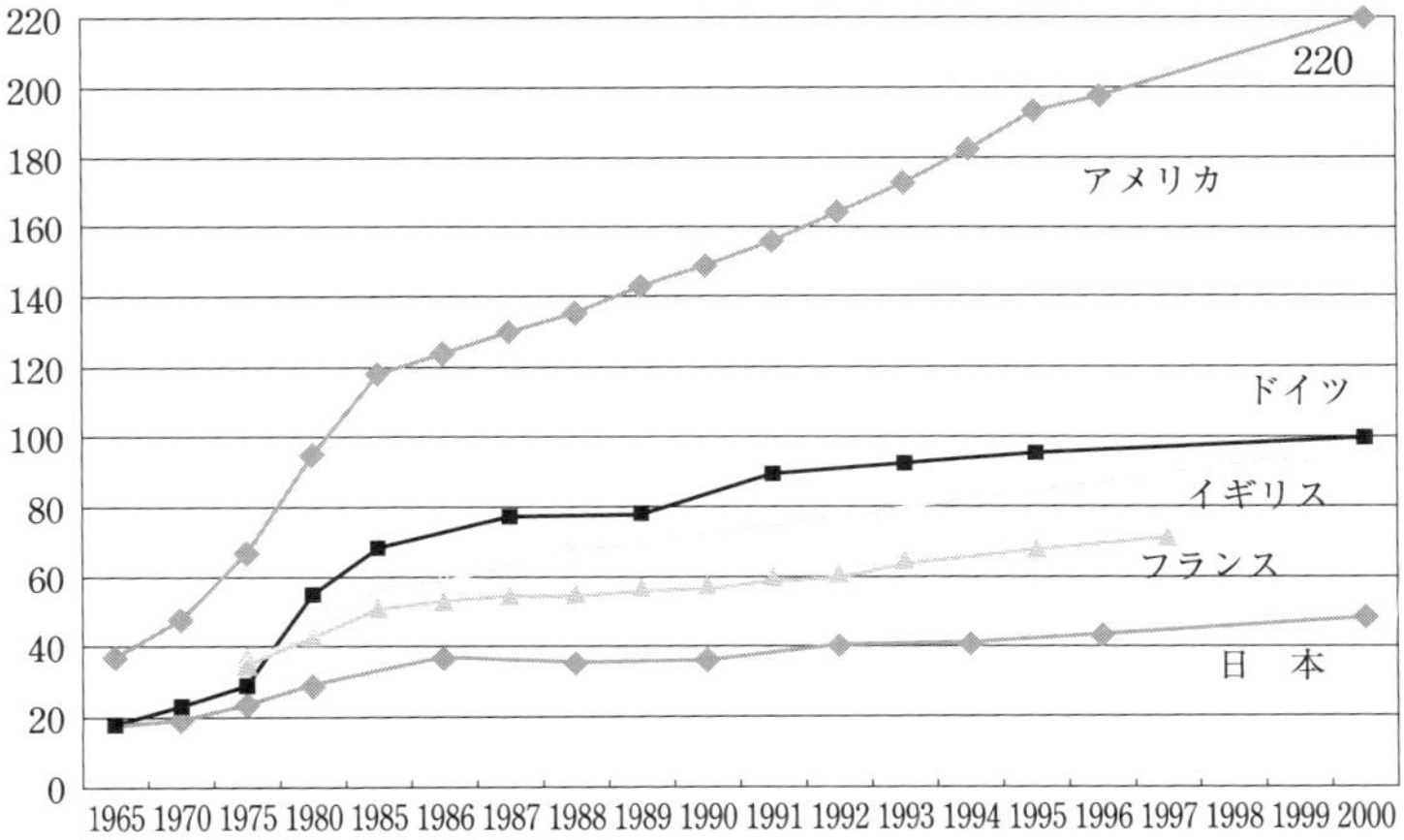

OECD Health Date　他　参考

図8-2の一〇〇床当たり看護職員数の国際比較を見れば看護協会の案であっても妥当であることがわかる。

このような根拠で提出された事務局案・看護協会案にもかかわらず、医療審議会ではいつのまにか三：一に後退して政権政党に案が出され、政権政党内では少数の看護系議員等を除いて大多数が三：一案にすら疑問を投げかけた。結果的に三：一で国会に出された案が通ったが、この基準が諸外国と比べいかに患者あたりの看護職員の数が少ないか、図からもわかるであろう。

政策決定に関与する力を

なぜこのような結果になるのであろう。わが国の医療費そのものが少なすぎるのであろうか。かならずしもそうとは言えない。在院日数の長さ、薬剤の使用の多さをみれば、医療費の配分が看護という人件費ではない別の所に過剰に使われ、医療費の配分のバランスを欠いていることがわかる。このように看護の質の改革に常に反対してきたのは診療所の経営者の発言が非常に強い医師会及びその意を受けて働く議員の力による。

看護職ははじめに述べたように患者にとっていい看護を提供したいと日夜努力している。しかし、大きな枠組みを決定する政策決定プロセスでの力がこのように弱いと、安全で回復の促進に大きく貢献する看護職員の配置を実現することはできない。患者にとっては医療事故の危険性が高いだけでなく、我慢を強いる入院体験となる。

なぜ看護界はこれほど政治力が弱いのか。看護職の就業数は約一二〇万、医師は二五万、組織会員数は看護協会約五〇万、医師会一五万八千人、連盟会員数は看護約二〇万人、医師連盟七万五千人、数の上では看護職が格段に多い。にもかかわらず、組織力において弱いのは看護職のほとんどが被雇用者であり、政策の決定が即自分の収入に関わるという緊張感がないためであろう。

しかし気がつくと患者あたりの看護職の配置も、看護職の専門性を保障する教育さえも、他の職種の改革とはうらはらに取り残されてきた。

看護職が専門職として時代に応じて発展していくためには、看護教育のなかでこの政策決定過程への関心を高める教育が不可欠である。さらに政策決定過程の情報が現場で働く看護職にわかりやすく伝えられる仕組みも必要となる。

はじめの七人の執筆者の内容からわかるように、看護の専門性の志向は強く、教育、研究も積み重ねられている。これを看護職全体の質にしていくには、看護の政策強化はぬきにできないであろう。

患者に寄り添い、その苦痛を少しでも軽減すべく働く看護の仕事はそれ自体がとても魅力的で、役に立ったことが目に見えやすい。そのため多くの看護師の目はそちらに向きがちだが、私がこれからの学生に伝えたいのは、さらに質の高い看護を実現するために、看護師の働き方を決定する制度に関心をもってもらいたいということである。自分の理想とする看護を実現するためには、自分の技術を磨くことだけでなく、制度に関心をもつことも不可欠な視点である。

＊　＊　＊

本書をまとめるにあたり、以下の方々にお世話になった。記して感謝したい。

紙幅の関係で全員の方にご登場いただくことはできなかったが、慶應義塾大学看護学部「看護入門II」の授業にご登場くださった多くの先生方。膨大な授業のテープを原稿のかたちに起こしてくださった自治医科大学看護学部助手の田中幸子氏。勁草書房編集部の橋本晶子氏。皆様のご協力が結実した本書が、看護学生のための新たな道しるべとなることを願ってやまない。

二〇〇四年三月

編者識

編者紹介

1945年　高知県生まれ
1968年　高知女子大学家政学部衛生看護学科卒業
1970年　大阪市立大学家政学部社会福祉修士課程修了
1982年　「地域保健における住民の主体形成と組織活動」の研究で医学博士
高知女子大学助手，大阪府門真保健所保健婦，福井県立短期大学講師，国立公衆衛生院衛生看護学部主任研究官，厚生省看護課長，慶應義塾大学看護医療学部教授，社団法人 日本看護協会会長を経て，
現　在　国際医療福祉大学大学院教授，副学院長
著　書　『にわか役人奮闘記』（学研，2002）
『住民自身のリーダーシップ機能』（勁草書房，1987）
『健診結果からの出発』（勁草書房，1988）ほか

看護とはどんな仕事か
7人のトップ・ランナーたち

2004年4月20日第1版第1刷発行
2016年3月10日第1版第8刷発行

編　者　久　常　節　子
発行者　井　村　寿　人

発行所　株式会社　勁《けい》草《そう》書　房

112-0005 東京都文京区水道 2-1-1　振替 00150-2-175253
（編集）電話 03-3815-5277／FAX 03-3814-6968
（営業）電話 03-3814-6861／FAX 03-3814-6854
理想社・中永製本所

ISBN978-4-326-75046-7　Printed in Japan